がん治療に殺された人、放置して生きのびた人

近藤 誠

X-Knowledge

装丁／藤塚尚子（e to kumi）
本文デザイン・DTP／平野智大（マイセンス）
構成／日高あつ子
撮影／小野庄一
印刷／シナノ書籍印刷

まえがき

がんは、なぜ40年近くも「国民の死因1位」なのか

この本を手に取ったあなたは、がん治療にモヤモヤを感じているとお察しします。

「がんは転移するから、手術すべき？」「でも、切ってすぐ再発する人も多い」

「抗がん剤って毒なの？」「副作用がキツそう」「延命効果がわかりにくい」

「最先端治療から民間療法まで、いろいろありすぎて、どれがいいのかわからない」

「それにしても、がんで死ぬ人って減らないね」


では「がんを治療しない」とどうなるでしょう？　その答えが本書にあります。


「早期発見・早期治療で、がんは治る病気になった」と言われ始めて数十年。

この国では、「がんは小さいうちに見つけて取れば治る」と、みんな信じています。

早死にしないために健康診断や、がん検診や、人間ドックを受けています。

でも、おかしいと思いませんか。

膵がんの手術から3カ月で急逝した沖縄県の翁長雄志知事のように、元気な人が人間ドックなどで「がん」を見つけられ、治療を始めるとみるみるやせ衰えて逝く。ラグビーの平尾誠二元日本代表監督、元横綱・千代の富士（九重親方）、18代目・中村勘三郎、芸能レポーター・梨元勝などの各氏を始め、あまりに多い悲劇です。

僕の外来にみえる患者さんからも、しょっちゅうこういう話を聞きます。

「身内の死に方に納得がいかず、ずっと引きずっています。70歳をすぎても、元気はつらつとしてたのに、胃カメラ検診でがんが見つかってすぐ手術となり、抗がん剤治療が始まるとみるみるやつれて、1年もたたないうちに逝ってしまいました」。

「風邪ひとつひかなかった50代の友人が、市の無料検診で乳がんが見つかって、抗がん剤治療が始まったら2週間で死んじゃった。ショックから立ち直れません」。

会社員も公務員も、もれなく健康診断を受けさせられる。市町村が無料クーポンまで配って、がん検診をせかす。人間ドックを受ける人も、年間300万人以上。

実はどれも、世界中で日本にしかない「奇習」なんです。欧米に職場健診なんてないし、胃がん検診も肺がん検診も「延命に役立たない」と、行われていません。

残念な結果もあります。国をあげて早期発見に励んできたのに、1981年から40年近く、がんは日本人の死因1位。ちっとも「治る病気」になっていません。

「がんを治療しないで様子をみたい」人たちがやってきた

日本人の2人にひとりは、いつかなにかの形で「がん」が見つかります。

しかし、同じようにがん宣告されて治療をしても、転移が見つかって亡くなる人と、ずっと元気な人、くっきり運命が分かれますね。なぜだと思いますか？

「本物のがん」と無害な「がんもどき」があるから。これが僕の結論です。

体のなかにオデキができたとき、細胞を顕微鏡で見て顔つきが悪いと、悪性腫瘍つまり「がん」と診断される。でも、コワモテだけど優しいがんも多いんです。

本物のがんは最初から転移が全身にひそむから、切ると暴れて、再発が早まる。

がんもどきは転移する力がなく人を殺さないから、治療は体を傷めるだけソン。

がんの9割は基本ほっといて、症状だけ抑えるのがいちばん安全に長生きできる。

これを僕は「がん放置療法」と名づけました。


がんを早く見つけて早く治療すると、実は早死にしやすいのでは？　そんな疑問がわいたのは、僕が慶應病院の医者になって、しばらくたってからのことでした。

治療で死んだとしか思えない実例を見るほど、世界の医学論文を読むほど手術や抗がん剤の怖さを思い知り、『患者よ、がんと闘うな』（文春文庫）を書きました。

すると「がんを治療しないで様子をみたい」という人が、慶應の僕の外来に続々とみえるようになった。治療した人のほか「がんを治療しない人」の経過も１５０人以上、最長22年診て、『がん放置療法のすすめ』（文春新書）を書きました。

慶應病院を定年退職する前の年、２０１３年に東京・渋谷に開いた「近藤誠がん研究所・セカンドオピニオン外来」では、８０００人以上の相談を受けてきました。

「がんを治療する人」「様子をみたい人」「放置する人」の経過を3万人以上、長年診てきていま断言します。がんの9割は、治療しない方がラクに長く生きられる。

健康でバリバリ仕事していたのに、がん治療を始めたら3カ月で逝ってしまった翁長知事のような悲劇を、がんを放置した人に、僕は見たことがありません。

無症状で見つかったがんは、様子をみるとたいていなにもおきず、がんが消える人も多い。本物のがんでも、無治療で全身がん状態から10年以上生きた人が大勢います。がん研病院でスキルス胃がんを手術した人の余命は数カ月~3年ですが、僕はスキルス胃がんを放置して3年~10年生きた人を、何人も診てきました。

実は「がんを早く見つけて治療すれば命が延びる」という証拠はなく、検診を受けた人の方が、自殺・事故も含めて早死にしやすいというデータは数多くあります。がんの疑いや宣告のストレス。検査や手術で体を傷める。CT被ばくでがんになる。薬害にやられる……。検診のせいで命を縮める人が、あまりに多いからです。

欧米では乳がんのマンモグラフィや、前立腺がんのPSA検診も、廃止が検討・勧告されていますが、日本はいまだに早期発見イケイケ状態。まるで鎖国ですね。

治療のベルトコンベアに乗る前に、ぜひ読んでおいてください

日本のがん医者は「治療しない人」を診たこともないのに「切らないと大変なことに」「なにもしないと余命半年」などとデタラメを言い、治療を受けさせています。

また、海外ではオデキ扱いの乳管内乳がんや胃の粘膜内がんも「ほっとくと手遅れになる」と脅して乳房や胃を全摘するなど、ヤクザも顔負けです。

ただ、実際に「がん」が見つかると、人間「なにもしない」のは不安で、夜も眠れなくなったりしやすい。だからまずは、検診や人間ドックを受けないこと。

医療もビジネスで、患者を増やし、病院に通わせることでなりたっています。がん患者は病院のよいお客様です。がんは大手術が多く、抗がん剤も高価。リハビリに再発予防に再検査……。死ぬまで離してもらえません。どうぞ気をつけて。

本書は論より証拠、がんの「放置」「治療」の実例を数多く見比べられます。

治療のベルトコンベアに乗る前に、ぜひ読んでおいてください。

近藤誠

目次

第1章 がんを放置して長生きした人、治療して早死にした人

第2章 がんを切らない選択

第3章 抗がん剤だけはやめなさい

第4章 がんを放置する心得

第5章 「夢の新薬」「最先端医療」「民間療法」のウソ

第6章

がんでもふつうに暮らし、穏やかに逝く極意

第1章

がんを放置して長生きした人、治療して早死にした人

その1 早期発見の膵がん（膵臓がん）

「手術してすぐ逝った沖縄県知事、元横綱・千代の富士」

「放置して10年以上元気な、緩和ケア医の母」

手術でがんが暴れて、「転移なし」から3カ月半で急逝

この章では、同じような進行度のがんを「治療した人」「放置した人」がそれぞれどうなったかを、具体的にご紹介します。

まず、膵(すい)がん。「見つかったときは手遅れ」「がんの王様」と恐れられ、手術した3820人の5年生存率は、わずか9・2%(全国がんセンター協議会調べ)。しかも、元気な人が検査で膵がんを見つけられ、すぐ亡くなる悲劇が多すぎます。

2018年夏、沖縄県・翁長雄志知事が急逝しました。米軍基地の辺野古移設に断固反対していた同年4月、人間ドックで膵臓に腫瘍が見つかり、4月21日に腫瘍を切除する手術が行われました。診断は「ステージ2の膵がん。転移なし」。「再発予防」の抗がん剤治療も始まり、みるみるやつれました。8月8日、「肝臓に転移が見つかり、意識が混濁(こんだく)」と発表されてすぐ永眠。手術から3カ月半でした。

これは「手術でがんが暴れた」典型的なケースです。第2章で詳しく話します。

元横綱・千代の富士（九重親方）も、人間ドックで小さい膵がんが見つかって、すぐ手術。まさに「早期発見・早期治療」で、主治医は「がんは完全にとれた」と胸を張りました。が、数カ月で肺に再発し、手術から1年で帰らぬ人に。

ご近所のかたが僕の外来にみえて「千代の富士さんはパワーのかたまりだったのに、手術後ものすごくやせて、あっという間に。治療は本当にこわいと思いました」。

また、歌舞伎役者の坂東三津五郎（ばんどうみつごろう）さんも人間ドックで膵がんを見つけられ、手術から1年で肺に再発して4カ月後、59歳の若さで他界しています。

手術しないで告知から10年。「母はいまも元気に水泳を」

膵がんって本当に怖い？　でも「膵臓にメスを入れず様子をみたら意外におとなしく、転移もなかなか出てこなかった」という人を、僕は数多く見てきました。

「10年以上前に、母親が超早期の膵がんと診断されたけど、もちろん、手術はさせませんでした」。これは、対談本『世界一ラクな「がん治療」』（小学館）で語りあった在宅緩和ケア医、萬田緑平（まんだりょくへい）さんの言葉です。

萬田さんは大学病院の外科医として15年以上、「手術をバンバンやり、一時は抗がん剤治療も、一手に引き受けていた」そうです。しかし、苦しみぬいて死ぬ患者さんを何千人も見て「がんは自然に任せた方が、ラクに長生きできる」と方向転換。いまは群馬県前橋市に緩和ケアクリニックを開き、「がんの治療はいっさいしません。痛みや呼吸苦はモルヒネなどでしっかり抑えます。すると最期まで自分らしく、治療するよりずっと長く生きられることが多い。そのお手伝いをしています」。

気になるのは、母上のその後ですが「いまも元気に水泳しています。10年以上、再検査もしてなくて、膵がんが進行しているのかどうかもわからないんですが」。

翁長知事も千代の富士も三津五郎さんも、人間ドックを受けていなければ、膵臓にがんがあることさえ気づかず、今も活躍されていた可能性があります。

たとえ、黄疸（おうだん）などの症状が出て進行した膵がんが見つかったとしても、チューブを入れたりして症状をうまくなだめていけば、切るよりずっと長生きできます。

その❷ 乳がん

「終末期に苦しんだ小林麻央、19年目の再発で逝った田中好子」

「「乳房全摘」を拒んで26年元気なOL」

麻央さんとさくらももこさんの闘病からわかること

乳がんでは歌舞伎役者の市川海老蔵夫人、小林麻央さん（享年34）が死の2日前まで更新した闘病ブログが、いまもいろいろな形で話題になっていますね。35歳未満で見つかる「若年性乳がん」は、全乳がんの3％程度と数は多くないのですが、麻央さんのように授乳中に発症した場合は悪性度が高い傾向があります。ただし「発見が遅れたのが命取り」「すぐ手術したら、麻央さんは助かっていた」などと言う医者は、がんのＡＢＣを知らないか、ウソをついています。悪性度が高いほど、メスを入れるとがんが大暴れしやすく、抗がん剤で命をとられやすいんです。あとの章で、詳しくお話しします。

麻央さんが「家に帰りたい」という強い望みをかなえて退院し、最期の1カ月を家族に囲まれて過ごされたことは、すばらしいと思います。

一方、亡くなる直前まで訴えた激痛、ひどい口内炎、40度近くの高熱、足の腫れなどは、どれほどつらかったか。手術の後遺症や抗がん剤の副作用の苦痛、点滴によるむくみは、モルヒネを使ってもなにをしても、抑えられないことが多いんです。

同じく乳がんで逝った、「ちびまる子ちゃん」の作者、さくらももこさん（享年53）。タレントの有賀（ありが）さつきさん（享年52）。僕の外来にみえた知人の話や、伝えられる容態の急変ぶりから、抗がん剤の毒性で命を縮められたと思います。

乳房を切り取っても、抗がん剤を打っても命は延びない

女性はがまん強く、つらい副作用に耐え抜くので、抗がん剤も「効かないから次はこれ」と、のべ10種類以上も打たれてボロボロにされたりしやすい。

しかしその苦しみは、無意味です。「近藤誠　重要医療レポート001」で、ウェブ検索してみてください。欧州の112の病院、乳がん患者6693人が参加した最新の比較試験の結果は、抗がん剤を使っても使わなくても生存率は同じでした。

乳房をざっくり切り取る全摘術が盛んに行われているのも、全くひどい話です。

全摘で寿命が延びる人はいません。僕は、しこりだけ切除する「乳房温存療法」を日本に広め、第1号の姉も、当時の温存患者さんの多くも、30年後のいまも元気。慶應時代から1万人以上の乳がんを診てきて、全摘が必要なケースはごく少ない。もし本物のがんだったら、全摘すると傷口が大きい分、再発が早まってしまいます。でも、乳房なら切り損ねても命にかかわらないから、外科医の練習台に便利で、シリコンなどの人工乳房再建術との「セット売り」ができて、お金にもなる。すべて医者と病院の都合で、世界では下火の全摘術が、日本では全盛です。

たとえば 元女子プロレスラーの北斗晶（ほくとあきら）さんは「がんと闘う」宣言をして、乳房を全摘し、抗がん剤をいくつも打ち、「放射線治療30回の予定」もブログで公表しています。僕から見ると、どれも必要のない治療です。

皮膚に「えくぼ症状」が見られた北斗さんの乳がんは、年に数ミリ程度ずつゆっくり大きくなるタイプ。切るとしても部分切除の方が安全でした。抗がん剤も毒性で体を傷めるだけ。放射線も転移が出てくるのを予防できないし、放射線治療で発がんしたことが明らかな患者さんもいたので、僕はいま「不要」と言っています。

手術から19年「休眠」して、目覚めたら狂暴に

「映画にもっと出たかった。テレビでもっと演じたかった。もっともっと女優を続けたかった……さようなら」（亡くなる直前に録音されたメッセージ抜粋）。

キャンディーズ時代も女優としても広く愛された、スーちゃんこと田中好子（たなかよしこ）さん。乳がん手術から19年目に突然の再発で55歳で逝き、女性たちを凍りつかせました。

がん細胞には10年、20年と休眠し、目覚めると性格が狂暴になるタイプがあります。僕が診てきた1万人以上の乳がん患者のうち十人程度と、0・1％程度ですが。

田中さんは、前年に十二指腸潰瘍のため絶食して体力が落ちたのもいけなかった。玄米菜食などでやせたらがんが急に増殖して亡くなった人を、何人も見てきました。

ただし乳がんはふつう進行がゆっくりで、「全身がん」になってから10年、20年と長生きされるかたも少なくありません。樹木希林（ききりん）さんもこのタイプですね。

乳管内なら広がっても「がんもどき」。無治療だとこんなに平穏

1990年から乳がんを放置してきた会社員、A子さんの話をします。

マンモグラフィ検診で、乳腺に白砂をまいたような「微小石灰化」が見つかって、「がんの芽がある。乳房ごと切り取りましょう」と、医者に強く勧められました。

しかしA子さんは手術を断り、2年後に僕の外来へ。乳房にしこりはなく、大学病院の紹介状には「非浸潤性乳管がん。腫瘍内に石灰化を認めます」。慶應病院での再検査では「かなり広範囲に、がんが広がっている」という結果でした。

でもこれは転移する力のない「乳管内乳がん」。「広がっていても無害」と伝えるとA子さんは無治療を選び、僕の定年退職までの24年間、なにもおきていません。

もうひとり、独身OLのB子さんは乳房温存療法のあと10年たって肝転移が見つかりました。抗がん剤治療を拒み、今までどおり3年間、仕事を続けました。転移はゆっくり大きくなり、肝機能も体力も落ちて寝ついたのは、亡くなるひと月前。苦痛はなく、同居の友人に支えられて穏やかに過ごしました。意識が薄れ、病院に運ばれた日に亡くなりました。肝不全になると解毒できなくなって意識が遠のき、まどろむように逝きます。医療とかかわらない死のほとんどは、とても安らかです。

その❸ PSA発見の前立腺がん

「抗がん剤治療で命を縮めた米長邦雄、渡辺淳一」

「PSA3ケタでもほっといて、ずっと元気な人々」

PSAにふり回されてED、おむつ、抗がん剤死

シニア男性に増え続けている前立腺がん。患者数は胃がん、肺がんと並んで男性のがんのトップ3に入っていますが、増えているのは「もどき」ばかり。

実は、よく調べると50代の男性で5割、80代では9割以上に前立腺がんが見つかります。しかしほとんどは大変おとなしく、進行も遅く、命にかかわりません。

日本で増えているのは、症状がないのに、PSA（血液中の腫瘍マーカー）検査で見つかる「PSA発見がん」。PSA4以上で「前立腺がんの疑いあり」と、精密検査に回されます。これは9割以上「がんもどき」で、欧米ではニセがん扱い。

なのに、組織を採る「針生検（はりせいけん）」などでグリーソンスコア（悪性指標）が6以上だと、がん宣告されてしまう。「早期治療で100％治る」と前立腺切除術に追いこまれ、ED（勃起不全）と尿漏れのダブルパンチをくらう男性が急増中です。

タレントの西川（にしかわ）きよしさんがこのケース。針生検でがんが見つかり、主治医に「前

立腺を取ってしまうと、勃起しなくなりますよ」と言われながらも、ロボット手術に踏み切りました。2年後に「必死でリハビリして、ようやくおむつは取れたけど、まだ尿パッドをつけている」と告白しています。

最も無残なのは、ＰＳＡにふり回されて抗がん剤治療で命を落とすこと。

将棋の米長邦雄さんはＰＳＡ7・26、グリーソンスコア6、ＭＲＩ検査の結果は「転移なし」だったのに、すぐ放射線治療。数年後にＰＳＡ値が再び上がって「再発」と言われ、ホルモン療法のあと抗がん剤治療に突入。激やせして数カ月後に亡くなりました。

作家の渡辺淳一さんも前立腺がんで、知人の話では、抗がん剤治療を続けて死に至りました。最晩年は、顔がひどくむくんで痛ましかった。

米長さんも渡辺さんも「ＰＳＡと抗がん剤に殺された」としか思えません。

ＰＳＡ160でもほっといて安泰。本物ならタマをとれ

ＰＳＡは全く人騒がせで、がんと関係なく上下するし、自転車のサドルで前立腺が刺激されただけではね上がったりします。アメリカの政府機関は２０１１年に、「ＰＳＡ検査が死亡率を下げるという証拠は見いだせない」と発表しています。

僕の患者さんは２００１年、60歳のとき針生検で、前立腺がんと診断されました。ＰＳＡは９から始まり１６０を超えましたが、無治療のまま77歳を過ぎてもお元気です。３ケタのＰＳＡを放置して無事な患者さんは、ほかにも何人もいます。

もし本物の前立腺がんだったら？　多くは骨転移が出てきます。痛みが出てから、鎮痛剤、放射線治療、ホルモン療法のどれかを選ぶのが安全だと思います。

ホルモン療法の目的は、がん細胞のエサになる男性ホルモンの抑制。多くの医者は「リュープリン」などの、男性ホルモン抑制剤を勧めます。これは高価な上に、数カ月に1度、注射する必要があって副作用も強い。病院は儲かるわけです。

僕のお勧めは、タマ（睾丸・精巣）をとる「除睾術」。男性ホルモンの生産工場をなくす、ノーベル賞に輝いた方法ですが、かんたんな手術1回きりなので医者はいやがる。「前立腺がん　除睾術」で検索すると、相談できる病院が見つかります。

その④

肺がん

「死ぬまでがんと闘わされた、国立がんセンター名誉総長夫人と、梨元勝」

「手術を断り、12年後も元気な77歳男性」

死の前日に「抗がん剤、やめようかな」「飲んでください」

日本人の肺がん死亡数は、すべてのがんの中で男性は1位、女性は2位と大変多い。でも、うかつに治療に突き進まないでください。痛ましい例を2つ挙げます。

芸能レポーターの梨元勝さんは、カラ咳が続いたため大学病院に行くと「肺がんステージ4」と診断され、すぐ入院となります。

当初は元気いっぱいで、病室からテレビに生出演していたのに、抗がん剤の点滴を始めると「確かに副作用はすごい。口内炎、味覚障害、食欲ナシ、だるさが一番まいる。がんばらねば、ありがとう」とツイートして、一気にやつれていきました。

しかも、がんは逆に勢いづいてしまった。主治医は「副作用の少ない、別のいい抗がん剤がある」と、飲むタイプの「TS-1（ティーエスワン）」を勧めました。

梨元さんはTS-1に切り替えましたが、4日目には水も飲めないほど衰えます。息も絶え絶えで「抗がん剤、やめようかな」とうめく梨元さんに、主治医は「4

週間で1クールですから、きちんと飲んでください」。その翌日、5回目の抗がん剤を飲んだあと、梨元さんは急死しました。治療を始めて、2カ月半でした。

治る見込みがなくなっても、がんと闘わされる

もうひとつは、日本のがん治療の総本山、国立がん研究センターの名誉総長が「最愛の妻が肺がんになり、とにかく前向きに闘った」と公表しているケース。

夫人はまず左肺の一部を切除し、数年後に甲状腺に再発。リンパ節も含めて甲状腺をほとんど切り取りました。なのに数年すると右肺に進行の早い肺小細胞がんが見つかり、さらに陽子線、放射線、抗がん剤による壮絶な「闘い」が続きました。

その甲斐もなく脳、肝臓、副腎などもがんに侵され、治る見込みは全くないのに、名誉総長いわく「緩和ケアのことは考えず、抗がん剤を変えました。転移したリンパ節1個は治せるだろうと。妻は口内炎、食道炎がひどくなり、食べるのもつらそうでかわいそうでした。最後は、敗戦処理のようにもなりました」。

敗戦処理。この血も涙もない言葉が、がん治療の本性をよく表しています。

体を切り裂かれ、抗がん剤でボロボロにされ、死ぬまでがんと闘わされた夫人は、「こんなつらい治療を受けたのは、あなたのためですよ」とつぶやいたそうです。

治療のベルトコンベアに乗ったら、死ぬまで途中下車できません。ご用心。

肺腺がん全身転移。痛みだけ抑えて、3年半ふつうに暮らした

一方、慶應病院で僕が診た患者さんは、64歳で「浸潤性肺腺がん4期。がん細胞が全身に飛んでいて手術はできない」と宣告されました。いわゆる、末期がんです。

主治医から「抗がん剤治療をしましょう」と言われたものの、治療成績を見ると半数が8カ月以内に死に、3年でほぼ全員が死んでいる。

副作用に苦しんで数カ月で死ぬなんて、と治療を拒み、僕のところにみえました。痛みを放射線などで抑えてふつうに暮らして、3年半後、穏やかに亡くなりました。

老人ホーム医の中村仁一（なかむらじんいち）さんからは「知人が肺がんとわかり、『80歳なら手術はしないが、あんたは79歳だからしよう』と医者に言われた。疑問を感じて、その後

は医療とかかわらず、がんを放置。4年3カ月、好きな卓球をして過ごし、丸5年を前にへたりこんだ。痛み止めもいらない、安らかな自然死でした」と聞きました。

肺がんの終末期は呼吸が苦しくて大変？　息苦しくなってきたら、動き回らない。主にソファやベッドで過ごすようにする。それでもつらくなったら、モルヒネで少しずつ呼吸レベルを落として、睡眠剤も組み合わせることで呼吸を確保できます。点滴をしなければ肺に水がたまって苦しむこともなく、安らかに旅立てます。

CTだけで見つかる「肺のボヤッとした陰影」は100％「もどき」

それから、検査で「肺がん患者」にされ、「もどき」なのに医者から治療をせかされて早死にしている人がとても多い。気をつけましょう。

たとえば胸部レントゲンには写らず、胸部CTでのみ見つかる、「すりガラス状」のボヤッとした陰影。くっきり白く見えないのは、カタマリを作る力がないからで転移した例はないのに、「ほっとくと大変なことに」と、手術をせかされます。

前立腺がんの項で「PSA160以上になっても放置して元気」とお伝えした人は、65歳のとき肺にこのボヤッとした影が見つかりました。

主治医から「これは転移ではなく初発の肺腺がん。すぐ手術しましょう。胸腔鏡でやるし、肺は2つあるからひとつで大丈夫」と軽く言われてカチンときたのと、「胸腔鏡手術でも、肉体的なダメージは大きい」と思って、治療を断りました。

がんの成長は最初30ミリ、3年後32ミリとゆっくりで、症状はなにもなし。

肺がんを12年、前立腺がんを17年放置したまま、元気に過ごされています。

別の70代の肺がん患者さんも、最初に見つかったがんのほかに、肺に約1㎝の転移がいくつもあり、咳が続いても完全放置。もとのがんも転移も増大せず、2014年から4年以上、ふつうに生活しています。


肺がんにはいろいろなタイプがありますが、僕はどんな場合も、手術も抗がん剤治療も勧めません。なかでも開胸手術はしない方がいい。

また、医者は「抗がん剤でがんを小さくして手術を」と勧めますが、目に見えない微小ながんが点々と残り、結局がん病巣にメスが入ることになって命を縮めます。

その5 肝内胆管がん・肝がん

「がんと闘って逝った平尾誠二、川島なお美」

「肝がんを放置して演じ続け、笑顔で逝った緒形拳」

遺伝子が変化した瞬間「死に至る病」として決まっている

日本ラグビー界の中心にいた、平尾誠二さん（享年53）。女優の川島なお美さん（享年54）。ともに50代の若さで、胆管がん（肝内胆管がん）に命を奪われました。

胆管がんは、肝臓の中を胆汁が通る細い管にできる、極めてタチの悪いがんです。平尾さんも、急に血を吐いてがんが見つかったときは肝臓にかなり広がり、転移もあって「手術不可。効くクスリもなく、余命は長くない」と宣告されています。

親友の山中伸弥（やまなかしんや）教授は、著書『友情』（講談社）によれば「平尾さんなら逆転できる。絶対にこの病気に勝ってやる。全力をかけて治してあげよう」と奔走し、治験段階の新薬を手配してまで試したものの、平尾さんは宣告から1年で逝きました。

がんのことは非公表でしたが、平尾さんが亡くなる半年前に、公の場に最後に姿を見せた講演会では、あまりに急なやつれように、会場にどよめきが広がりました。

山中教授は平尾さんをしのぶ会で「きみは最後の瞬間まで病気と闘いましたね。

いろいろな治療を試しました。病気を治すことができなくて、本当にごめんなさい。なにかもっとできたのではないかと、いまだに思う」と、遺影に語りかけています。

身近な人が病気になると、だれもが「闘う」「絶対勝つ」「なにかもっと」と駆り立てられる。でも本物のがんは遺伝子が変化した瞬間、死に至る病として決まっています。試合ではないのに「根性で勝てる」と勘違いすると、患者は地獄を見ます。

ラジオ波焼灼術を提案したけれど…。手術から半年で再発

川島なお美さんは人間ドックで胆管がんが見つかり、大学病院の外科医に手術を勧められて、2013年9月に、僕のところに相談にみえました。がんは肝臓の左葉の真ん中付近にあり、転移は画像では見えなかった。しかし胆管がんはやっかいで、いずれ転移が出てくる確率が高いと、率直に伝えました。

川島さんの希望は「女優を続けたいから、切るのも抗がん剤もできれば避けたい。ただ、腫瘍はなんとかしたい」。そこで僕は「ラジオ波焼灼術(しょうしゃくじゅつ)」を提案しました。

「肝臓に針を刺して電磁波で病巣を焼く方法で、1回で100%焼けます。メスを入れる手術よりはるかに体を痛めないし、転移がひそんでいた場合も、がんが暴れにくい。肝臓は強い臓器だから、80%以上を腫瘍が占めるまではふつうに生活できる。皮膚に残る傷も針の穴程度で、目立ちませんよ」

手術のリスクも付け加えました。①メスを入れた傷口にがん細胞が集まり、急激に暴れ出すことがよくある。②最初に見つかったがんを切除すると、ひそんでいた転移が一気に出てくることも多い。だから手術は勧められない、と。

川島さんは「たまたま明日、ラジオ波治療に詳しい医師に会うので聞いてみます」と、明るい顔で帰られました。が、遺著『カーテンコール』（新潮社）によるとその医師に「胆管がんは一般のがんと違って、ラジオ波では取り切れない。今回の場合、良心的な医師なら90%、ラジオ波は勧めない」と言われています。

そのころ欧米では「手術できない胆管がんの、ラジオ波治療後の1年生存率は80%以上、3年生存率50%前後」などの、手術をしのぐ治療成績が複数報告されて大きな注目を集めていました。手術をすると、3年生存率は20%前後です。

川島さんが相談した医師は、世界の最新データを知らなかったのかもしれません。

結局、川島さんは2014年1月に肝臓の部分切除術を受けて、半年後に再発。手術をした外科教授は夫の鎧塚俊彦さんに「抗がん剤治療をしても、しなくても余命1年」と、正直に伝えたそうです。川島さんは抗がん剤治療を拒み、激やせしながらも亡くなる直前まで舞台に立つことができて、その点はお幸せでした。

胆管がんはふつう見つけにくいのですが、川島さんは人間ドックの最先端機器によって早く発見されてしまい、手術に突入して命を縮めました。本来はあと何年もがんに気づかず活躍していたはずで、彼女も人間ドックの被害者と言えます。

がんを放置して演じきり、フッと笑って亡くなった

がん放置療法の見事なお手本は、俳優の緒形拳さん。ウイルス性の慢性肝炎から肝硬変を経て肝がんで逝くまでの8年間、「演じ続けたいから」と、肝炎のインターフェロン治療も、肝がんの切除手術や抗がん剤治療も拒み、役者魂を貫きました。

最後の仕事は倉本聰ドラマ『風のガーデン』の北海道・富良野ロケ。余命が長くないことを示す黄疸が出ていて、医者は「もう仕事には行けませんよ」。

しかし緒形さんはロケに行き、がんを誰にも悟られずに演じきりました。自宅に戻ると、治療もしていないのに黄疸が消えていたそうです。ドラマの制作発表に出て、その5日後に肝臓破裂のため病院に運ばれて翌日、永眠しました（享年71）。

夫人から「主人は近藤先生の、何もしないという治療法に大賛成でございました。主人にとっては、仕事がクスリだったのかもしれません」とうかがいました。

最期はドラマの撮影打ち上げから花束を抱えて帰宅して倒れて、病院に運ばれ、肝臓が破裂して出血していたので翌朝、緊急手術。すると痛みもなく、普通に話ができるようになりました。その夜、息をひきとる寸前まで、親友の津川雅彦さんに「治ったらウナギを食いに行こう」と話しかけていたそうです。

次の台本を病室に届けさせる手配もして、夫人によれば「フッと笑っているかのように、痛くもかゆくもない感じで」大往生。看取った津川さんも「名優らしい、カッコいい、立派な最期だった」と語っていました。最高の死に方だと思います。

その6 食道がん

「手術の合併症で命を縮めた18代目・中村勘三郎、やしきたかじん」

「まず放射線治療を選び、10年生きた赤塚不二夫」

手術は大成功。しかし死に至る合併症が

手術は人工的な大けがで、合併症や後遺症が命とりになることがあります。

その典型が、歌舞伎役者の18代目・中村勘三郎さん。人間ドックで小さな食道がんが見つかり、がん研病院で「すぐ復帰できる」と言われて手術を受けました。

手術は12時間がかり。胸を切り開いて食道の上下を切り、胃袋を引き上げて代用食道に。さらに胸部と頸部のリンパ節も切除しました。医師チームは「手術は大成功。組織検査で1個もがんが見つからなかった」と、高らかに発表しました。

回復は順調でしたが、手術から6日後に悲劇がおきます。消化液が逆流して誤って肺に入ってしまった。気管の入り口には安全弁がありますが、勘三郎さんは手術で頸部の神経が傷ついていて、うまく閉じなかったのでしょう。

消化液で肺細胞がとかされ、勘三郎さんは呼吸困難に陥ります。改善は難しく、東京女子医大病院、日本医科大学病院と移送された末に亡くなりました（享年57）。

手術から、わずか4カ月後のことでした。

歌手のやしきたかじんさんも、人間ドックで小さな食道がんが見つかり部分切除手術を選びます。縫合（ほうごう）がうまくいかず1週間で消化液が肺に漏れて再手術。番組に復帰した日に倒れ、転移も見つかって、がん発見から2年で逝きました（享年64）。

放射線治療を選んでマンガを描き続けた

食道がんはタチが悪くて、見つかったときには転移が全身にひそんでいることが多いんです。その場合、メスが入るとがんが暴れてアウトです。また勘三郎さんの悲劇でわかるように、大手術になるので、後遺症や合併症も命にかかわります。

僕のお勧めは「どんな食道がんもまず放置。食べものがつかえ始めたら手術以外の、放射線治療やステント術の検討を」。放射線は通院治療ができるし、手術よりずっと体を痛めず、生存率は互角以上。ステントは食道を広げる筒状の拡張器です。

「どんな手術か医者に聞いたら、食道を取って腸とつなげるらしい。口からウンコが出ちゃうじゃないかって言ったんだ。しかも手術したら最低2~3カ月寝っぱなしになるって。それじゃ困る、そんなの死んだも同然だって退院してきちゃった」

これはマンガ家・赤塚不二夫（あかつかふじお）さんが、会見で食道がんを公表したときのセリフ。吐血してがんが見つかり、医者から「あと2カ月で食べ物がつかえるようになる」「余命2年半」と言われたそうです。会見ではウイスキーグラスを片手に「どうせ死ぬなら仕事しながら死んだ方がまし」と、笑顔で語りました。

赤塚さんがまず選んだのは、合計30回の放射線治療。今までどおりマンガを描き続け、お酒も「やめたら、ストレスがたまって死んじゃう」と、飲み続けました。がん発見から10年以上生きて、肺炎で永眠（享年74）。途中で脳内出血のため、寝たきりになったのは残念ですが、いきなり手術をしなかったのは大正解でした。

放射線治療の注意点は「やりすぎない」こと。徹底的にやりたい医者が多いのですが、放射線が当たった場所はヤケドしたようになり、放射線肺炎などの合併症で、死ぬこともあります。「合併症がおきそうだと思ったら、医者が設定した照射回数の8割くらいで逃げなさい」と、僕はアドバイスしています。

その7 スキルス胃がん

「治療して4カ月～1年で逝った中尾翔太、堀江しのぶ、塩沢とき、黒木奈々、逸見政孝」

「放置して10年生きた会社社長」

20代、30代も容赦なく命を奪われる、恐怖のがん

胃がんも「進行度を問わず切除手術は間違い」と、僕は言い続けています。栄養さえとれたら死なないのに、切ると腹膜などにひそむ転移が暴れだすからです。

胃がん全体の1割を占める、スキルス胃がんの話をします。「進行が早い」「助からない」「20代、30代も発症する」恐怖のがんとして有名です。

スキルスの意味は「硬い」。がん細胞が胃の粘膜層の下にもぐり、根を張るように広がります。だから、かなり進行して胃壁全体が硬くなって胃がギュッと縮むか、お腹をあけるまで正体が見えにくい。4人の例を挙げます。

ＥＸＩＬＥの弟分「ＦＡＮＴＡＳＴＩＣＳ」パフォーマーの中尾翔太（なかおしょうた）さんは、体調不良が続いて「胃がんの治療に専念する」と活動を休止。4カ月後の2018年7月、22歳でこの世を去りました。年令や経過からスキルス胃がんだと思います。

グラビアアイドルの堀江しのぶさんは、腹痛からスキルス胃がん末期と判明。

すでに胃壁全体が硬くなって胃が縮み、転移が卵巣にあり、がん性腹膜炎の腹水も溜まっていました。4カ月後、自分の病名を知らないまま、23歳で逝きました。

スキルス胃がんより怖い、がん治療は地獄

このように、スキルス胃がんは凶暴です。しかし、がん治療はもっとむごい。

NHKBS-1の報道番組キャスター、黒木奈々さんは胃の激痛からがんが見つかり、手術と抗がん剤治療に苦しみ抜いて1年後、32歳で亡くなりました。

テレビ司会者の逸見政孝さんは人間ドックで胃がんが見つかり、内臓を3kg切り取られて腸閉塞にのたうちまわり、最初の手術から10カ月で逝きました（享年48）。

がん研病院のデータを見ても、スキルス胃がんを手術した患者の多くは1年以内に亡くなり、3年以上生きられた人は限りなくゼロに近い。

黒木さんは生前に経過を詳しく語っています。会食中に突然、胃の激痛に襲われ、内視鏡検査で胃せん孔（胃壁に穴があく）に加え、早期胃がんも見つかります。

がん研病院での胃カメラ検査のとき「硬いなあ、やっぱり」という声が聞こえたそうです。つまり医師たちはこの段階で、黒木さんがスキルス胃がんに侵されていること、手術しても長くは生きられないことを知っていたのです。

しかし、外科医は「もし、がんを見つけられなかったら2年後に命はなかった」と騙(かた)って全摘手術を勧めます。黒木さんは一晩悩んだ末に「仕事より、今は病気と闘うことを考えよう」と決心し、がんを公表しました。

手術は2014年9月。胃を全摘して食道と大腸をつなぐ大手術で、傷は激しく痛み、わずかずつ食べたものも腸にストンと落ちてダンピング症状（腸がプルプル震える、めまいや冷や汗、不整脈など）がおきる。「食事が拷問」になりました。

さらに抗がん剤「TS-1」「シスプラチン」の「ものすごい睡魔。だるさ。味がしない。泥水を飲んでいるよう…」などの副作用に泣かされたのに、お腹に再発し、それでも抗がん剤治療は続いて、手術から1年で逝きました。

タレントの塩沢ときさんも、スキルス胃がんによる全摘手術から1カ月後に肺に再発。半年入院したあと自宅療養中に病状が急変し、再発から1年で逝きました。

「主人の手術はやらないほうがよかった。悔やんでも悔やみきれません」

これは、逸見夫人・晴恵さんから直接うかがった言葉です。

逸見さんは内視鏡検査で「早期胃がん」と診断され、開腹手術の結果、腹膜に転移のある、末期のスキルス胃がんとわかります。

切っても治るはずがないのに外科医は胃の4分の3を摘出し、抗がん剤治療もさせます。逸見さんは副作用に苦しんだあげく、お腹の傷跡がケロイド状に盛り上がってきました。メスを入れた切り口にがんが取りつき、暴れだしたんです。

転院先の大学病院の外科医は、「がんの量を減らす手術」と言って、3kgもの内臓を摘出しました。逸見さんは術後、傷と腸閉塞の猛烈な痛みにのたうち、鼻から小腸まで差し込まれたチューブで腸液を吸引されて七転八倒し、さらなる抗がん剤の副作用にもがき、2度目の手術から3カ月後、うわごとを言いつつ絶命しました。

放置は天国。スキルスでも10年、人生を楽しんだ

がん治療が地獄なら、放置は天国です。慶應病院時代の患者さんは業界誌オーナーで1999年、健診で胃に直径5㎝のがんが見つかりました。黒木さんのようなスキルス胃がんの初期段階と思われ、放置を選ばれた。6年平穏で、05年からがんの育ち方が速くなりました。06年、腹膜に浸潤・転移と診断。

08年に初めて「大便が細くなった（腹膜のがんが育って大腸の内腔を狭めた）」と症状を訴え、09年1月には「食が細った」「ときどき下腹部が痛む」なども加わりました。痛みや下痢をやわらげる緩和ケアで、しのぐことにしました。

85㎏あった体重が70㎏に落ちてからも、緩和ケアで症状を抑えつつ、ロシア、沖縄・石垣島、京都などへの旅を楽しみました。5月62㎏、6月52㎏とやせて、8月に会社を譲渡。点滴を受けたためむくみが全身に出て近所の病院に入院すると、肺にも水がたまってきました。10月、呼吸苦をモルヒネで抑えて臨終を迎えました。

胃がんは直径9㎝になっていましたが、胃の入口と出口、両方から遠かったのでふつうに暮らせました。胃がんを放置すると珍しくないケースです。もし手術していたら、余命は逸見さんや塩沢さんのように1年か、もって2年だったでしょう。

その❽ 大腸がん

「抗がん剤治療に「殺してくれ」とうめいた今井雅之」

「千人にひとりの生還者・鳥越俊太郎」

命を縮めるだけの抗がん剤治療

大腸がんは、日本人がかかるがんの第1位。肝転移しても数%、肺転移でもごくまれに治ることがあります。その可能性に賭けて、命を縮めやすい面もあります。

また、直腸がんを切り取ると、人生を大きく狂わせる人工肛門になりやすい。あせって手術のレールに乗らないで、放射線、ステント（腸を広げる筒）、ラジオ波など、なるべく体を痛めない方法を選び、抗がん剤は拒んでください。

なお、大腸ポリープに見つかるがんは、欧米では「良性腫瘍」。手術は全く不要です。

大腸がんで舞台を降板した俳優・今井雅之（いまいまさゆき）さんの会見の言葉は、痛切でした。

「見つかったときはステージ4。大腸が腐って、腸閉塞をおこしてた。手術のあとは果物しか食べられず、20kgやせたね。今まで作った筋肉が全部もっていかれた。抗がん剤治療は2クール目。船酔いしながら、40度以上のインフルエンザにかかっている感じ。どんどん声も出なくなって、歩けなくなって。役者が舞台を降りるというのは、本当に悔しい。担当医に言いました。もう生きてるだけなら、キツいモルヒネをどんどん打って『殺してくれ』って。安楽死の方がラクですから……」

それでも「治れば後半の公演をやりたい」と気力をふりしぼっていました。その1カ月後、がん発見から半年で亡くなりました。


今井さんの姉は看護師で、最初の診断の肺の画像に「星空のような点」つまり、無数の肺転移を確認して、「生きているのが不思議」と凍りついたそうです。

今井さんが「殺してくれ」とうめいた苛酷な抗がん剤治療は、末期がんで弱った体に農薬を注ぎこむのと同じで、死を招く効果しかない。がんビジネスは冷酷です。

体を痛めないラジオ波、マイクロ波焼灼術

同じステージ4の大腸がんから生還したのは、ジャーナリスト・鳥越俊太郎さん。2005年に下血して直腸がんと判明。お腹に数個の穴をあけて内視鏡とメスを入れて患部を切除する腹腔鏡手術を受け、抗がん剤治療をしました。

半年後に左肺に4ミリの影が、07年に左肺に2つ転移が見つかり、胸腔鏡手術で切除。半年後には右肺の影を胸腔鏡手術で取り、結果としてこれは良性でした。08年には肝転移が見つかり、09年にマイクロ波焼灼術で肝転移を焼き切りました。

その後、転移は出ていないようなので、治った可能性が高いでしょう。

大腸がんはこのように、切りまくっているとがんが出なくなることがあります。

大腸がんの肝転移が見つかって治療を望むかたには、僕はラジオ波焼灼術を勧めます。マイクロ波焼灼術と同じくお腹に針を刺し、病巣の直径3㎝程度の範囲を焼き切ります。転移の個数や大きさ、場所によっては、できないこともあります。

ただし、大腸がんの肝転移が治るのは100人のうち数人、肺転移からの生還はとても少なく、鳥越さんは1000人にひとりレベルのラッキーな患者さんです。

現実には、切っても焼いてもすぐ再発し、進行していくケースがほとんどです。千にひとつの可能性に賭けて無理を重ねると、体は衰弱する一方です。

穏やかに長生きするには、治療の「やめどき」の見極めも肝心です。

その9 子宮がん・卵巣がん

「子宮、卵巣、骨盤内リンパ節を全摘した原千晶、向井亜紀、坂井泉水」

「卵巣がんと腹膜転移を放置して元気な40代の働く母親」

放射線でも成績は同じなのに、子宮、卵巣、リンパ節をごっそり

「最初の子宮頸がんを全摘していたら、2番目の子宮体がんは防げたのでは。後悔でいっぱい」とタレント・原千晶さん。こういう誤解は、本当に根強いですね。

原さんは子宮頸がんが見つかったとき、医者に全摘手術を勧められますが、子宮口の患部だけくり抜く「円錐切除術」にとどめます。5年後に子宮体がんが見つかり、卵巣、卵管、骨盤内のリンパ節、膣の上部も含めて、ごっそり全摘。

この「広汎子宮全摘」はリンパ管や神経がブチブチ切れるので、脚がパンパンにむくむ、排尿・排便障害、ホルモンバランスが狂う、セックスが困難に……。

女性の身も心も人生もズタズタにする手術。しかも、リンパ節切除は無意味です。続く抗がん剤治療の副作用も、味覚障害、脱毛、ひどい便秘、しびれや不眠…。手術の後遺症よりつらかったと、原さんは講演などで語っています。

代理母出産で話題を呼んだタレント・向井亜紀さんは妊娠時に子宮頸がんが発覚。

出産を断念し、広汎子宮全摘、抗がん剤治療、放射線治療をしたのに再発して、腎臓がん、大腸がんの手術もしています。全摘しても、再発するがんはするのです。

女優・洞口依子さんには医師が「子宮頸がんで卵巣温存の道もある。でもあまりいい結果は出ていない」。それは術後の妊娠の話だったのに、「温存は生存率が悪い」と勘違いして、洞口さんは広汎子宮全摘、抗がん剤治療・放射線治療に突入。

医者は患者に濃厚なフルコース治療をさせるために、あらゆる手を使います。


子宮頸がん患者は「手遅れにならないうちにすぐ手術を」と勧められがちですが、僕は「基本、なにもしないで様子を見た方がいい。ステージ1以上で治療したいなら、どの段階でも放射線治療がベター。手術よりずっと体を痛めないし、生存率は同レベルか、手術より上ですよ」とアドバイスしています。

抗がん剤治療については「延命効果はなく、毒性で体を痛めるだけ」と伝えます。

全摘→転移→抗がん剤→転落死VS25㎝の卵巣がんを放置して働き続ける

今も多くの人を勇気づけるＺＡＲＤの名曲『負けないで』を歌った坂井泉水さん。やはり子宮頸がんの広汎子宮全摘術を選び、８カ月後に肺に再発。抗がん剤治療でやせ衰え、自ら死を選んだかのように、病院の非常階段から転落死（享年40）。逝く前は、髪の毛は抜け、まっすぐ歩けないほど衰弱していたと伝えられます。

対照的な話をします。在宅緩和ケア医、萬田緑平さんとの対談本『世界一ラクながん治療』（小学館）には、25㎝の巨大な卵巣がんと腹膜転移を放置中の、40代の女性が登場します。大学病院では「左右の卵巣と子宮の完全摘出。リンパ節切除」つまり広汎子宮全摘と、さらに6回の抗がん剤治療を勧められていました。

僕の外来にみえて「手術も抗がん剤も絶対にいやです。子どももまだ小学生です。がんと共存していけること、放射線治療のことを知り、生きる希望が出てきました。私は放置します」。腹水がたまってくると、のべ１００回以上も抜いてもらいながら、仕事も子育ても3年以上、ふつうに続けていました。

原さんも、向井さんも、洞口さんも、坂井さんも手術と抗がん剤を避けていたら、どんなに平穏だったか。向井さんの出産断念や坂井さんの死も、本当に無念です。

第2章

がんを切らない選択

切っても切っても、命は延びない

140年続く「がんは切れば治る」というカン違い

結論をまず言うと、がんはステージ1〜4までほぼ全部、切らない方がいい。

僕は患者さんにいつも、そう伝えています。

外科医は患者のがんをどんどん切りますが、自分や家族ががんになると、話は別だったりします。

慶應病院時代に、外科の食道がん手術班のリーダーが「母親の食道がんの放射線治療をしてほしい」と頼みにきたこともあるし、がんの手術で名をあげて大病院の院長になった同僚は、自分自身が大腸がんになると、何年も放置していました。

切るとどれだけ痛み、苦しむか。早死にしやすいか。消化器（食道、胃、大腸）のがんの手術は特に、どれほど体を弱らせるか。外科医はよく知っていますからね。

「がんは切るもの」「切れば転移しない。治る」「一刻も早く切って捨てたい」

これは日本では特に大きな思いこみです。がんの治療を外科が先導してきたため

「まず手術」とみんなが信じこみ、死者の山が築かれてきた歴史があります。

話は19世紀にさかのぼります。1881年、オーストリアの外科医ビルロートが、世界初の胃がん手術に挑みました。患者はたった4カ月で逝き、続く手術でもバタバタ死んだのに、「世界で初めて、がんの手術に成功」という大ニュースは地球を駆けめぐり、「でも患者はお亡くなりに」の部分は、巧妙に隠されました。

それから140年、いまも医学生は「ビルロートが世界で初めて胃がんの手術に成功」と教えられ、医者も患者も「がんは切れば治る」とカン違いしたまま、命を縮める手術が繰り返されています。

がんが小さくても、胃を全部切り取られる

確信犯の外科医も多いでしょう。ソフトバンクホークス会長・王貞治さんの、胃がんのロボット手術を行った宇山一朗医師。彼とテレビ番組で対談したとき、「手術で延命するというエビデンスはない」と認めていましたから。

王さんは2006年、小さながんのために胃を全摘し、激やせが続いて、18年夏

には体調不良で入院するなど、胃を失ってガクンと体力が落ちたのは明らかです。

王さんのお手本となったのが40年来の親友・大橋巨泉（おおはしきょせん）さん。05年に人間ドックで早期胃がんを発見され、胃の半分を切除して、15年末に腸閉塞で緊急入院。

ちなみに腸閉塞のほとんどは、それ以前のお腹の手術の後遺症です。

巨泉さんは13年、中咽頭がんも見つかって、3度の手術、4回の放射線治療。その後、2度の腸閉塞と手術。抗がん剤治療も2回受けました。がんが見つかる前に80kgあった体重は50kgに落ち、車椅子の生活になり、結局がんで逝きました。

元気でごはんもおいしいのに、健康診断や人間ドックで「がん」と言われると、「転移する前に早く切らねば」とパニックになる。医者からも「このままでは、恐ろしいことに」と脅されて、治療のベルトコンベアに飛び乗ってしまう。

その気持ちはよくわかります。しかし心を落ちつけて「手術は大成功。でも患者さんはお亡くなりに」という、がん手術のルーツを思い起こしてください。

がんを放置してみると、転移せず、大きくもならない人が多数います。もし痛みなどの症状が出ても、手術よりはるかにラクにしのぐ対処法は、いろいろあります。

「本物のがんは切ると暴れる」理由

0・1ミリ以下でも血管にもぐりこむ怪物

「手術をすると、がんが暴れる」「がんが空気にふれると怒りだす」外科医たちは昔から、仲間うちではよくそう話していました。

なぜ、どんなふうに、がんは暴れたり怒ったりするのか。

手術したあとの状態をすみずみまで見られる、乳がんの全摘術で説明します。

「がんは全部きれいに取った」と言われたのに、間もなく再発することがあります。メスが入ったところだけが赤くなり、少し盛りあがっている。皮膚が傷ついて組織がこわれたために、ひそんでいたがん細胞がワッととりついて増殖したんです。

しかもこのとき同時多発テロのように、肺や肝臓などほかの臓器にも必ず、転移の時限爆弾がひそんでいて、いずれ暴れだします。

逆に「がんもどき」は、どこにも転移がひそんでいないので、なにもおきません。

転移はどうやって臓器にひそむのか?「本物のがん」は生まれたての0・1ミ

リ以下でも血管にもぐりこむ怪物です。盛んに細胞分裂して無数のがん細胞が血液にのって、体内をぐるぐるめぐり始める。そしてあちこちの臓器に取りつきます。これが「転移が臓器にひそむ」という意味です。しかし2～3ミリまでは人間には見えません。1ミリで100万個のがん細胞があります。

一方がんもどきはおとなしくて、血液にのれず、臓器転移する力もありません。

切ると、がん細胞との共存関係がこわれる

本物のがんは手術時すでに血管の中にがん細胞があるので、メスが入ると血管が切れて、血液と一緒にがん細胞が流れ出る。そして傷口にワッと取りついて一気に増える…暴れるのです。お腹のがんは「腹膜の転移」がよく傷に取りつきます。

胃がん、大腸がん、卵巣がん、膵がん、胆管がんなどではしょっちゅう、腹膜に転移がひそんでいます。でも2～3ミリまでは見えないし、CT画面にも映らない。

転移に気づかずメスを入れると、腹膜の傷口にがん細胞が取りつき一気に増えて、がんが種をまいたようにちらばる「腹膜播種（ふくまくはしゅ）」がおきます。

こうなると手の施しようがなく、千代の富士や川島なお美さん、逸見政孝さんの悲劇のように、命が燃え尽きるまでが、時間の問題になってしまいます。

正常細胞もがんも「身内」ですから、ほっとくとなんとか共存しようとします。がんの細胞分裂が抑えられて転移があまり大きくならず、ひそんだままでいたり。なのにメスを入れると骨肉の争いがおきて、転移巣が一気に増大し始める。「がんが空気にふれると怒りだす」と言うけど空気に罪はない。元凶は手術です。

また、最初にできたがんを切り取ると、別の臓器の転移が暴れだすことも多い。これは今から70年前の1950年に早くも、世界一権威ある医学雑誌「ニューイングランド・ジャーナル・オブ・メディスン」に実例が載りました。

59歳の男性。下痢が2年以上続いて大腸がんと診断され、お腹をあけると大きな大腸がんがあって切除。そのとき肝臓には異常がなかったのに10週間後、肝転移で逝きました。解剖すると肝臓はふつうの3倍以上、4700gになっていました。

翁長知事が、膵がん手術のときは肝臓になにもなかったのに、3カ月後に肝転移で逝ったのとそっくりです。70年前も今も、がん治療は、がんよりずっと恐ろしい。

なるべく切らずに臓器を残すために

がんはインベーダー？　いえ「自分自身」です

「胃が最初で、肝臓にも転移していると。そこでもう、がんをインベーダーと思って退治していこうと決意しました」

特撮ヒーロー「ミラーマン」を演じた俳優・石田信之さんは、「がん退治」を宣言しました。ミラーマンが侵略者インベーダーと闘ったように、がんと闘いぬくと。

2014年2月に大腸、5月に胃、8月に肝臓のがんを切除したあと、抗がん剤治療を受けたものの、翌年、尿管にがんが再発。尿管がんの部分切除後、尿管を広げる手術もして、18年9月に「片方の腎臓が機能を停止している」と公表しました。

肝転移があったら本物の胃がんで、全身に転移がひそんでいる。切れば切るほどがんが暴れて、死を早めることになります。

そもそもがんは、ウイルスのように外から侵入したインベーダーではなく、自分の細胞がちょっと変化して育ってきた「自分自身」。闘うほど、自分が痛みます。

がんの9割は放置がいちばん安全です。残り1割の場合も、なるべく手術以外の、体を痛めない方法を選ぶこと、臓器を残すことを、僕は勧めています。

人は食事、呼吸、排泄ができていれば死なない。ここが肝心です。

たとえば肝臓がんは、増大して肝臓の8割以上を占めると代謝や解毒の働きが落ちて人は死んでしまう。それでも放置を望む患者さんを除き、治療を検討します。

一般的には肝臓の部分切除が行われますが、手術してすぐ後遺症で死ぬ人が多く、そこを生きのびても、残した肝臓に再発しやすい。5年生存率はわずか1割程度で、手術を受けないほうが長生きしそうな低さです。

治療するならラジオ波、ステント、放射線などで臓器を残す

肝臓のがんを治療するなら、僕は前にもお話した「ラジオ波焼灼術」を勧めます。がん病巣に電極針を刺して、ラジオ波（高周波の電磁波）を流して熱で焼きつくす治療法。全身麻酔も開腹もしないので、肝機能の悪い人や高齢者でも受けられます。

病院を選べば直径5㎝程度のがんまで治療可能。肝がんには健康保険が使えます。自由診療（自費）で腎がん、肺がん・肺転移、骨転移などの治療にも、ラジオ波が使われ始めています。

それから、がんが増大して消化管…食道、胃の出口（幽門）、十二指腸、大腸をふさぎかけたり、腸閉塞がおきると消化や排泄がとどこおり、命にかかわります。

僕のお勧めはステント挿入術。管状の臓器の詰まりかけたところに、金属やプラスチックの筒を入れて内側から押し広げます。手術するより、はるかにラクです。

もうひとつの道は放射線治療です。食道がんで言うと10時間以上もかかる開胸・開腹手術をしなくてすみ、痛まないし、臓器もそっくり残せる。食事も不自由なくとれます。治療で死ぬ人が手術より少ないことは、はっきりしています。

ただし抗がん剤治療との併用を勧められても、それは断って放射線だけを受けた方がいい。抗がん剤で生存率は伸びず、副作用で苦しむだけソンです。

放射線治療ができるがんには、肺がん、前立腺がん、舌がん、子宮頸がん、膀胱がん、脳腫瘍、骨転移などがあります。

「こんなはずでは…」。手術のひどい後遺症・合併症

臓器を失うと、まさかの体内トラブルが続出

「まさか、一生このまま?」「こんなこと誰も教えてくれなかった…」。

臓器を切除した人は、想像を絶する体内トラブルの続出にがく然とします。

元チェッカーズの高杢禎彦（たかもくよしひこ）さんは2002年、胃がんのため食道半分、胃、胆のう、脾臓（ひぞう）、リンパ節を摘出。今も苦労が絶えないと、講演などで告白しています。

「食道と腸を結合し、腸の一部が胃の代わりになったので、まず食事が恐怖で。たとえば、パンをふつうに食べるとお腹の中で水分を吸ってふくらみ、苦しくて立っていられません。食事の間があくと食道と腸のつなぎ目が収縮して、水を飲みこむのも大変になります。胃がないから食べ物が一気に小腸に流れこんで苦しいし、低血糖もおきやすい。だから今も日に5~6回くらい、ゆっくりと少しずつ、よく噛んで食事をしています。低血糖を防ぐためのチョコレートや飴も手放せません」

また、胃を失うと食べたものが逆流しやすくなるので、勘三郎さんのような誤嚥性（ごえんせい）

肺炎もよくおきます。消化不良から下痢や低栄養にもなりやすい。
代用胃袋がふくらんできて少しずつラクにはなっても、不自由は一生続きます。

肺を切ると呼吸苦。大腸を切ると腸閉塞。術後はイバラの道

肺がんの切除も、メリットはないのに苦痛がひどい。片肺になると肺活量が半分になるので「いつも息苦しい。すぐ息が切れて階段を上がるのも、重いものを持つのも、思いきりしゃべったり笑ったりもムリ」などと、患者さんからよく聞きます。ほかにも肺がつぶれて呼吸困難になる「気胸」がおきたり、開胸手術の場合は肋間神経を切るので、ピリピリした痛みがずっと続いたり。「肺はひとつで大丈夫」と医者に言われてカチンときて、手術をやめた前述の患者さんは、大正解でした。

大腸がんの手術後は腸閉塞がよくおきます。たとえお腹に小さな穴をあけるだけの内視鏡手術でも腹膜は傷つき、傷が治るとき腸…特に小腸同士がくっつきます。便が通りにくくなって苦しいけれども、再手術すると新たな腸閉塞を招きやすい。

また、大腸をつないだところが狭くなる「吻合部狭窄」もよく生じます。

それから肛門近くの直腸がんを切ると、ひんぱんにトイレにかけこむ排便障害や、排尿や勃起機能の障害もおきやすい。人工肛門になると、お腹に穴を開けて腸を出して袋を常につけて排便する生活になるので、よくよく考えて。

肝臓がんや、大腸がんの肝臓転移で肝臓を部分切除すると、手術直後に死亡することがあり、すぐ再発しやすい。治療するなら、前述のラジオ波焼灼術の検討を。
咽頭（のど）のがん手術は飲みこみが悪化しやすく、声帯を切ると発声や呼吸も不自由になるなど、ＱＯＬ（生活の質）がガタ落ち。舌がんも舌半分と頸部リンパ節の切除手術が多く、ろれつが回らず咀嚼もしにくくなりやすい。ともに放射線治療の方がラクで治療成績も手術と互角です。ただし線量のかけすぎには気をつけてください（Ｐ47参照）。

前立腺がん、子宮がん、卵巣がんの全摘手術も排尿・排便障害などでＱＯＬが急落し、男としても、女としても「終わって」しまいます。
どんな手術でも、神経が傷つくと鋭い痛みが長く続きやすく、リンパ節を取ってリンパの流れが悪くなると、足がむくむ、手がはれる…術後はイバラの道です。

外科医は切りたがる。「手術しかない」の裏事情

「がんを取り切れる」「再発しにくい」はトリック

「手術しか方法がない」「がんを取り切れるし、再発もしにくい」

がんと診断されて頭がまっ白になっている患者さんに、医者はしょっちゅうウソをついて、手術に誘導します。

勘三郎さんの、無症状で見つかった食道がんが典型的です。ほっとけば、何年もなにもおきないことも多いし、「食事がのどを通りにくい」などの症状が出てからも放射線治療やステント挿入術の方がずっと体を傷めず、役者の命・声帯も守れます。

しかし勘三郎さんは「放射線治療は、手術より再発しやすい」と医者に言われて「完治する可能性」に賭けて手術に踏み切り、4カ月後に合併症で亡くなりました。

「手術ならがんを取り切れる」「再発しにくい」というのは、言葉のトリックです。目にみえない微小ながんは無数に取りこぼされるし、本物のがんなら必ず他臓器に転移がひそんでいて、いずれ再発します。

また、食道でも胃でも、切り取られた臓器には再発しようがないけれども、傷口にがん細胞が取りついて一気に増殖し、転移も急に暴れだすことはよくあります。

欧米では無意味とされるリンパ節郭清（ごっそり取ること）が、日本では「がんの転移・再発予防」と称して広い範囲に行われているのも問題です。神経やリンパ管がブチブチ切れるので患者さんは「手が上がらない」「足がパンパンにむくむ」などのひどい後遺症に苦しみますが、リンパ節をいくら取っても寿命は延びません。

若い外科医の練習のためにも手術は必要、というホンネ

僕が１９７９年にアメリカに留学したとき日本ではまだ、がん治療といえば手術の時代。がんと見れば手当たり次第に、切れる臓器は切り取っていました。

一方アメリカではがんの放射線治療が盛んで、これは体を傷めず臓器を残せるし、データを見ると生存率は手術と変わらない。よし、日本中に広めよう、と燃えたのですが、帰国して外科医たちを説得しようとしても、馬耳東風。

彼らは無知だったのではなく、放射線治療のメリットをわきまえつつ日本に上陸

しないよう、鎖国のようにバリアを張っていました。
なにがなんでも、自分たちの仕事を減らさないように。
切らないと評価されず、腕も上がらない。また、たとえば胃を全摘すれば入院代を含めて病院に100万円単位のお金が入る。その収入もみすみす逃がしますから。

大学病院の外科医は、手先が器用で手術がうまければ、研究論文を書かなくても出世の道が開けます。だからなんとしても、がんを切りたいんです。

僕が同僚の外科医に「放射線治療をやりませんか?」と呼びかけたときの返事も「若い人の練習のためにも、手術は必要なんだ」。

こりゃダメだ。治療の目的が全く患者の方を向いてない、とガックリきました。

手術は19世紀から「がん治療の最新、最良の技能」と宣伝され、いまも医療情報などに「手術は、がんの3大療法の柱です。がんのある部位を切除するので、最も確実な治療効果が…」と自画自賛。でも、「徹底的に、がんをやっつけましょう」という言葉に乗ると、臓器を取られて早死にします。逃げ帰りましょう。

セット売りの「乳房全摘＋再建術」に近づくな

日本は「乳がん検診、全摘よ〜いドン！」、欧米は「や〜めた」

「間に合え、勇気。乳がん検診よ〜いドン！」。

これは乳がんの早期発見・早期治療を呼びかける、ピンクリボン運動のＰＲ文。軽快なタッチで「今すぐ検診に走らないと、手遅れになるよ」と、若い女性たちをあおっています。

ピンクリボン月間の毎年10月には、行政、学会、市民団体、企業、マスコミなど官民あげて、スカイツリーや神戸港など各地の名所がピンク色にライトアップされ、大イベントが行われ、「早く見つければ、乳がんは治る」と、猛烈アピール。

でも、厚労省は「40歳未満の乳がん検診は効果が不明」と発表し、スイスやアメリカでは、年齢を問わず乳がんのマンモグラフィ検診は廃止に向かっているんです。

日本では乳がんが見つかった女性に、乳房全摘が強く勧められるのも問題です。

「まだ初診も受けてないのに、人間ドックの結果だけで『乳房全摘になる』と言われて、疑問がわいた」「お乳を残したいと主治医に言ったら、命とどっちが大事なの、と詰め寄られた」等々の話を、僕の外来にみえる患者さんからよく聞きます。

乳房を切り取って、命が延びた人はいません。

乳がん手術といえば、欧米ではしこりだけを取る「乳房温存療法」が主流です。大切な乳房を残せるし、傷も小さいし、治療成績は全摘よりむしろいいからです。それに本物の乳がんだった場合、全摘は切り口が大きいから、がんが暴れやすい。

シリコン乳房は定期検査、10年ごとの「再再建」も必要

ところが日本ではいま、乳房全摘がトレンドのようになっています。

欧米ではオデキ扱いの乳管内乳がんでも、医者は「全摘の方が再発しにくい」と出まかせを言ってどんどん乳房を切り取り、人工乳房の再建をセット売りしている。

健康保険がきく乳房再建術には、ジェル状シリコンが使われます。まず、大胸筋

の下にエキスパンダー（拡張器）を入れます。生理食塩水を注入しながら半年～1年かけて胸の皮膚と筋肉を伸ばし、最後にシリコンと置き替える。

この期間は上半身に力を入れたり、切除した方の腕を上げるだけでもかなり痛み、エキスパンダーの材質が固めなので、うつ伏せ寝や「抱っこ」もできません。

ようやく乳房を再建したあとも、患者は傷口や皮膚のひきつれのケア、定期検査、10年ごとの「乳房再再建」と一生、病院と縁が切れません。再発予防にと長期間のホルモン療法や、抗がん剤治療を勧められることも多い。

患者は乳房を失ったことやエキスパンダーによる心身の痛み、人工乳房になってからの違和感に加えて「一生、病院通い」の苦労もしょいこむわけです。

逆に病院にとって、乳房全摘はいいことづくめです。

まず、前に書いた「若い外科医の手術の練習台」に最適。乳房のまわりには重要臓器がなく、手がすべっても命にかかわりませんから。また乳房全摘・再建のダブル収入に加え、患者は一生通ってきてくれる。その間に高価なクスリもいろいろ提案できそう…。美しいリボンに、ダマされないで。

第3章

抗がん剤だけはやめなさい

がんが小さくなっても、命は延びない

医者のホンネは「根治しない」「時間がムダ」「副作用がつらい」

「もし自分が胃がん患者で進行がんだったら、抗がん剤治療を受けますか?」

これは医師53人、薬剤師29人の82人を対象に東京・大森赤十字病院が2017年に行ったアンケート。抗がん剤を「受けたくない」「限定的なら受けてもよい」と、消極的な回答をした医師・薬剤師は、4人に1人(21人)でした。

受けたくない理由は「根治しない」「時間がムダ」「副作用がつらい」など。

抗がん剤は苦しみ損でがんを治せないことを、医療関係者はよく知っています。

がんが見つかると、患者も家族も「治療しない」ことに耐えられず、「やれることはすべてやりたい」というワナにはまります。その中には抗がん剤も含まれます。

医者に「効きますよ」と言われて、実際にがんが小さくなると特にだまされる。

しかし1979年に僕がアメリカに留学したときすでに、スタンフォード大の教授が「抗がん剤でがんが小さくなっても、副作用もあるからそれで命が縮むこともある」と、言っていました。結局、延命効果が認められないから米国では一部のがんを除き、抗がん剤は「治療」としては使われない。「実験」としてなら使う、と。

それから40年の月日が流れ、「夢のがん治療薬」が続々と世に出たものの、結局どれもパッとしません。分子標的薬イレッサや、がん免疫薬オプジーボなど「世紀の発見」と騒がれた新薬も、世間で広く使われ始めると副作用で死ぬ人が続出したり、「効果は今までの抗がん剤と変わらない」とわかったり。人体実験のようです。がんのクスリの開発には膨大な年月と費用がかかり、失敗は許されないのでほぼ例外なくデータが操作され、重い副作用が隠されて承認を得て、世に出るのです。

がん細胞を叩くと、命にかかわる機能がメタメタに

本物の「夢のがん治療薬」は、なぜ生まれないのか。

がん細胞は正常細胞がちょっと変化しただけでベースは同じなので、がん細胞を殺すクスリは、正常細胞も殺してしまうからです。

抗がん剤の副作用として、吐き気や脱毛がよく知られていますが、最も恐ろしいのは、命にかかわる機能がメタメタになること。呼吸器、循環器、消化器、泌尿器、骨髄、中枢神経などがやられて最悪の場合、死に至る。

それがよくわかるのは、分子標的薬イレッサの事件です。「がん細胞だけ狙い撃ちする」というふれこみでしたが、2002年に売り出された当初、「がんは急速に小さくなりました。しかし、患者さんも急死」という悲劇が、何百とおきました。

この先も、がん細胞だけを殺すクスリを開発するのは、原理的に不可能です。

「日本人の2人に1人はがんになり、3人に1人はがんで死ぬ」と、ずっと前から厚労省も医療界もマスコミも言い続けて、異を唱える声はありませんね。専門家は、どうがんばってもがん死は減らせないことを、わかっているのです。

抗がん剤は農薬や毒ガスと同じで、毒性は苛酷です。副作用の手足のしびれや、心臓、肺、腎臓、生殖器などの深刻な障害は、ときに死ぬまで続きます。「吐き気の出ない抗がん剤がある」などと勧められてもステロイドなどで症状を抑えているだけで、毒は全身に回ります。1回で死ぬこともある。きっぱり拒んでください。

抗がん剤で脳が壊れる。ケモブレインの恐怖

物忘れがひどい。またやらかした…そのボケ症状は、薬害です

「仕事復帰してから失敗が多い。物忘れがひどい。名前や時間を聞いて少しすると忘れる。職場の人の名前が出てこない。滑舌が悪くなって噛む。お弁当をつくってきたのに、コンビニで買ってしまう。認知症なのでは…！　怖くなってネットで調べたら、同じ状態になってる人が多くてビックリ！」（乳がん患者のブログより要約）

抗がん剤治療を始めてからアレやソレの名前が出てこない。ポカばかりやらかす。「ケモブレイン」と呼ばれる症状が知られ始めています。ケモは英語で「化学」、ブレインは「脳」。抗がん剤の副作用で脳機能にトラブルがおきて、集中力や記憶力、認知力が低下する…ボケ症状が出ることを指しています。

まっ先に「おかしい」と気づいたのは、乳がん患者たち。もともとケモブレインは乳がんの抗がん剤治療の期間中や終了後の、ボケに似た症状を指す用語でした。最近は、肺がん、前立腺がん、卵巣がんなどでも出やすいことがわかっています。

数あるクスリの中でも抗がん剤は正常組織に大ダメージを与えるので、脳細胞に対しても「脳の神経細胞の一部を破壊する」「神経細胞を死滅はさせなくても、機能異常をもたらす」などの悪影響を与えるのでしょう。

オプジーボで脳症、ホルモン療法でアルツハイマー病に

がんを叩くクスリが引き起こす脳障害は、ほかにも数多く報告されています。

たとえば、オプジーボによる副作用として精神的混乱、神経マヒ、失語症、脳症に襲われて亡くなった、67歳の女性患者さんの場合。

肺がんで右肺の部分切除術を受けて月に一度、抗がん剤の点滴を続けていました。

9カ月後、胸部に再発が見つかり、月1回の予定でオプジーボ治療をスタート。

初回のオプジーボ注射から17日後、呼吸困難や精神的混乱状態が出現。その後、症状が改善したため、初回から30日目に2度目のオプジーボ注射を打ちました。

3日後、失語症などの神経症状が出て入院し、その後は傾眠（けいみん）（うとうとし続ける）、コミュニケーションがとれないなど、悪化の一途をたどりました。

最初のオプジーボ注射から56日目に死亡。解剖では脳組織が壊れていて、「壊死性脳症」と診断されました。

別の報告ではひとつの病院で5件もの、オプジーボによる脳障害がおきています。脊髄神経のマヒ。四肢の神経のマヒ。目を動かす神経のマヒ。足の感覚神経の異常。精神的混乱と興奮。その後は回復した人、しない人、死亡した人に分かれています。

抗がん剤だけでなくホルモン剤も、ケモブレインの引き金になります。

男性が震えあがりそうなのは、およそ1万7000人の前立腺がん患者を、追跡調査した研究。前立腺がんは、精巣や副腎から出る男性ホルモンの刺激で進行する性質があります。それで、ホルモン抑制剤が治療によく使われます。

ところが調査の結果を見てみると、ホルモン抑制療法を受けない人たちのアルツハイマー病の発症率を1とすると、受けた人たちの発症率は1・66〜1・88。つまり2倍近くにもなっていました。

脳を壊すクスリは、ほかにも数限りない。クスリそのものに近づかないことです。

手術の前もあとも転移後も、抗がん剤はムダ

半世紀以上、だまされていた患者たち

患者がどれだけ苦しみ、死んでも、「抗がん剤」という高価な商品の売り上げを伸ばすのが先決。医療ビジネスのおぞましさがよくわかるデータがあります。

手術の前には「抗がん剤でがんを叩いて小さくしてから、切りましょう」、手術を終えると「目に見えない小さながんが体内に残っていてるかもしれないから、再発予防のために抗がん剤治療を」。

大腸がん、胃がん、乳がんなどの手術の前後に行われる抗がん剤治療を、「補助化学療法」といいます。専門家に言わせれば「標準治療」です。

とりわけ乳がんは、「抗がん剤がよく効く。手術後の再発もかなり抑えられる。乳がんには抗がん剤治療が欠かせない」というのが、半世紀以上にわたって、世界中のがん治療ワールドの常識でした。

それで乳がんの女性たちは、ひとりでのべ10種類以上もの抗がん剤を次から次に打たれたり、手術後に1年以上も抗がん剤治療を強いられたりしてきたんです。

抗がん剤の副作用で急死したり、苦しみぬいて亡くなった女性は数知れません。

21世紀の大規模試験で「抗がん剤を使っても成績は同じ」

しかし実は、補助化学療法の根拠になったデータにはあいまいな部分が多かった。それで21世紀に入って、とても大規模な比較試験が行われました。

まず、フランスやオランダなど欧州諸国の112のがん治療病院で、ステージ1〜2の乳がん患者6693人を集め、リンパ節転移があるなど、転移が出やすいと考えられる「ハイリスク患者」を選び出しました。

そしてABに分け、Aグループは抗がん剤なし。乳房温存療法または全摘手術のみ行う。Bグループは手術に抗がん剤を加えました。

結果は、どちらのグループも「臓器転移が出てきたのは、8年後までおよそ10%。生存率は約95%」。

治療成績はぴったり同じでした。抗がん剤は全くムダだと判明したわけです。

専門家たちも、この結果にはあっけにとられたと思います。

抗がん剤のほとんどは正式に「毒薬」指定されているほど毒性が強く、副作用がひどいので、ムダという以上に有害で、死を早めます。

すみやかに、術後の抗がん剤投与は行われなくなったでしょうか?

いえいえ、試験結果が「ニューイングランド・ジャーナル・オブ・メディスン」という世界最高峰の医学雑誌に載って何年たっても、乳がん補助化学療法は世界各国で、なにごともなかったように行われています。この比較試験を行った病院も含めて。日本はさらにひどくて、転移が出る恐れの少ない「ローリスク患者」にまで、術後の抗がん剤投与がどんどん行われています。

つけ加えると、がんの種類を問わず、転移が見つかったあとの抗がん剤治療も「無意味」というデータが出ています。

病院に近づかないことです。

1回で急死することもある、化学療法の副作用

「死」さえも「ある程度の副作用」

抗がん剤、分子標的薬、免疫チェックポイント阻害剤……。がんの化学療法に使われるクスリはすべて、命を縮める毒薬です。副作用のごく一部をご紹介します。「抗がん剤名　添付文書」のウェブ検索で、より詳しい情報を得られます。

●死…抗がん剤は正常細胞も叩くので死ぬ危険があり、最悪の場合1回で急死します。「下痢や脱毛といった副作用のみならず『死』さえも、『ある程度の副作用』として服用患者は受容している」。これは多くの死人が出た肺がん治療薬、イレッサの薬害訴訟での、被告アストラゼネカ社の言い分。死んでも自己責任にされます。

●アレルギー反応…初投与でおきやすく、動悸や軽いじんましんからいきなり血圧低下、呼吸困難、意識障害などの激しい症状が出るアナフィラキシーまで千差万別。血圧が急降下するアナフィラキシーショックは、死の引き金になります。

●嘔吐・食欲不振・味覚異常・口内炎…軽いむかつきから24時間続く激しい嘔吐まで個人差が大きい。黒木奈々さんが「好きだった食べ物の味がしなくなり、泥水を飲んでいるよう」と嘆いた味覚障害、また口内炎も長期間続くことがあります。脳の嘔吐中枢が刺激されたり、口・胃・腸などの消化管の粘膜がやられておきます。

●脱毛…分裂途中のがん細胞と正常細胞が攻撃されるため、活発に分裂を繰り返す細胞ほどやられやすく、頭髪、まゆ毛、まつ毛、陰毛の一部または全部がよく抜け落ちます。投与をやめて数カ月で回復する人も、何年も再生しない人もいます。

●下痢…腸の粘膜細胞は分裂が最も速いのでひどい腹痛や下痢がおきやすい。

●白血球・血小板・赤血球減少（貧血）…血液を作る骨髄がやられて免疫細胞の白血球が減り、肺、口内、皮膚、尿路、肛門、性器などが感染しやすくなります。止血に働く血小板が減ると、小さな傷でも血が止まりにくくなり、内出血もよく起きる。全身に酸素を運ぶ赤血球が減ると、貧血、めまいなどに悩まされます。

●肺炎…肺炎や間質性肺炎のリスクも高く、薬を中止するとよくなる場合もありますが、改善しなかったり、一気に呼吸不全から死に至ることもあります。

●肝障害・腎障害…肝臓と腎臓は、解毒、尿のろ過、水分や血圧の調節など、命を支える肝腎かなめで、肝不全、腎不全は死と直結します。

●心臓の障害…不整脈、狭心症、心不全など、どれも命にかかわります。

●脳の障害…ボケ症状が出るケモブレイン（P94参照）、脳出血、脳梗塞ほか、大変深刻です。

●手足のしびれ、難聴…末梢神経がやられると手足の指先や口のまわりがしびれたり、難聴になることもあります。

第4章

がんを放置する心得

3分でわかるがん放置療法

がんはほっといて、痛みをきちんと抑える

がん医者は「ほっとくと死ぬよ」と患者を脅しますね。僕は「がんを治療した人」「ほっといた人」の両方を合計3万人診て「がん放置療法」を確立しました。これは決して「がんはなんでもほっておけ療法」ではありません。要点をまとめます。

なお、急性白血病や悪性リンパ腫などの血液がんは、放置療法から除きます。

がんは、顕微鏡で見た顔つきが悪かったため「悪性」に分類されたオデキです。でも、顔はこわいけどいい人って、多いですよね。がんにも性格のいい「がんもどき」が多くて、ほっとくと大きくならなかったり、消えることもあります。よくある「がんが消えた」「奇跡の生還」ストーリーは、がんもどきの話でしょう。

一方「本物のがん」は最初から全身に転移がひそみ、切ると暴れやすい。がん死の多くは「がん治療死」。なにもしなければ天寿を全うできた人が、手術や放射線、抗がん剤でがんを暴れさせ、体をガタガタにして早死にしています。

結局、もどきでも本物でも、がんをあわてて治療するのはもったいない。

がんが見つかってもほっといて、痛みなどの症状が出てきたら、しっかり抑える。

これがいちばん、ラクに安全に長生きするコツです。

「がんもどき」の見分け方と、がんを暴れさせないがん治療

でも、「がん」と言われると人間、なにか治療をしたくなりますね。

だからまず、がん検診や人間ドックを受けず「がんを見つけない」ことです。

もし見つかってしまった場合も、痛みがないなら様子を見るのがいちばん。

目安として、マンモグラフィだけで見つかる「乳管内乳がん」は100％無害な「がんもどき」。それを日本では「乳がんは早期発見・早期治療で100％治る。定期検診を」と大PRして、無意味な手術で乳房をどんどん切り取っています。「早期発見でがんを取ったから、5年たってもこんなに元気。ラッキー」と喜んでいる人は、体をむやみに傷つけてソンをしたんです。

また、胸部CT検査で見つかる「すりガラス状」の肺がん、胃の粘膜上皮内にと

どまる胃がん、甲状腺がんはそれぞれ99%「がんもどき」。PSA検査で見つかる前立腺がんも9割以上「がんもどき」です。

さらに、慶應病院時代に診た子宮頸がんの高度異形成〜1a期の人は、ほぼすべて、時間がたつと消えました。胃や大腸のポリープ、「薄い水風船状の卵巣腫瘍」も無害で、決して「がんに変わる」ことはありません。

がんの症状が出てきて治療する場合も、とにかく「体を痛めず、体力を落とさず、臓器を残す」方法を選んでください。

食道がん、前立腺がん、子宮頸がん、鼻・口・のど周辺の頭頸部がん、舌がん、膀胱がんの進行がんは、切るより放射線治療の方が体を痛めません。

肝臓にできたがんは、切るよりラジオ波焼灼術の方がずっとラクで生存率も高い。大腸がんも切らずにステント（拡張機能のついた筒）などでしのげる場合が多い。

切るとしても「乳房温存療法」のように、部分切除で臓器を残す道を選ぶこと。

またリンパ節郭清（ごっそり取ること）は断ってください。

抗がん剤などの薬物療法のレールにも乗らず、長寿記録を延ばしてください。

検査は不幸の始まり

CT検査で被ばく、ピロリ菌除菌で腸炎や食道がんを招く

健診は百害あって一利なし。もう20年以上、僕はそう言い続けてきました。

アメリカではいま、医師50万人による「ムダな医療追放」運動がおきています。

莫大なデータからわかったのは、病気を見つける検査はほぼ無意味ということ。

たとえば「症状のない人への健康診断」「健康な人へのがん検診のPET検査やCT検査」「肺がんのCT検査」「前立腺がんのPSA検査」「初期の乳がん患者が転移を調べるための画像診断」……すべてムダだと、レッドカードが出されています。

延命には役立たないのに、検査は人生を狂わせます。CT検査被ばくで発がんしたり、PSAの数値にふり回されて、米長邦雄さんのように抗がん剤治療で早死にしたり。「異常が見つかった」ストレスで、ウツや不眠になる人も多いですね。

健康な人が検査で見つけられるのは、たいてい「がんもどき」なのに。

どうしても健診を受けなければならないときは、身長・体重と尿検査程度にして

「血はとられたくない」「レントゲン被ばくはこわい」と抵抗し、それでも検査を受けるハメになったら「結果を見ない、聞かない」ことです。

除菌すると別の菌が暴れ出し、死人が増える

しかし日本人は「備えあれば憂いなし」を「患いなし」とも書く予防好き国民で、検査ビジネスは百花繚乱。最近は「ピロリ菌（ヘリコバクター・ピロリ）を除菌すれば、胃がんを防げる」と簡易検査キットを売りさばく商法が盛んです。

ピロリ菌は胃の粘膜に宿って毒素を出すので、胃炎や胃潰瘍の原因になり得ます。「胃がん」患者の多くもピロリ菌に感染。衛生環境が悪いと人から人へと感染しやすく、日本の高齢者の半数、若い世代も2割…数千万人が「ピロリ菌持ち」。「早くピロリ菌を見つけて除菌すれば胃がん死を防げる」という錯覚を広めて検査に呼びこみ、感染者はもれなく除菌。とてつもないビジネスチャンスです。

しかし、ピロリ菌除菌で防げるのはほぼ、粘膜にとどまる胃がん。欧米では良性

とされる無害な「胃がんもどき」で、除菌しても胃がんで死ぬ人は減らせません。

そこから推測できるのは、ピロリ菌による慢性炎症は、細胞の顔つきが悪いから「粘膜がん」と診断されやすいのでしょう。除菌すれば炎症はおさまり、胃粘膜も正常になるけれども、正しくは「胃がん」ではなく「慢性炎症」を防げるだけです。


問題は、大量の強力な抗生物質で除菌するため腸内菌バランスがくずれること。ピロリ菌がいたときはおとなしかった菌が急に暴れだし、腹痛、発熱、激しい下痢、ドーム型の偽膜ができる「偽膜性大腸炎」などがおきやすい。症状は高齢者や体力のない人は死ぬこともあるほど激烈で、入院治療になる人も多い。医療ビジネスとしてみれば、検査、除菌、後遺症の治療と、トリプルで稼げることになります。

ピロリ菌を除菌した人は、食道がんになりやすいこともわかっています。胃粘膜が正常になると胃酸の分泌が増えて、逆流性食道炎を招くからでしょう。

中国人2千人の比較試験では「ピロリ菌を除菌しなかった人たちより除菌した人たちの方が、総死亡率が高い」という結果が出ている。除菌を推進する「予防医療普及協会」などは、「ピロリ菌除菌で死人が増える」ことを明言すべきです。

余命〇か月のウソ。治療に追い込む〝飛び道具〟

医者は「がんを治療しない患者」を診たことがない

がんの余命宣告シーンは、ドラマにもよく出てきますね。

現実の医者は、元気で自覚症状のない患者にも、がんを見つけたとたん「なにもしなければ余命半年。治療したら2年は生きられる」などと言って、治療に追いこんでいる。「ほっとくと先はない」と言われたら、あわてて治療のレールに飛び乗ってしまいます。余命宣告は「患者に考えるヒマを与えない」飛び道具なんです。

実際に病院でそう言われたら「私のがんをほっとくと早死にする、というデータはありますか?」と聞いてみましょう。医者はきっと「僕を信じられないのか」とキレるか、バツの悪そうな顔をして話をそらすでしょう。

余命宣告の多くは、いいかげんです。

なぜか。ひとつは、医者がデータを知っているなら、患者にウソをついているから。

日本人のがんの9割を占める固形がん…胃がん、肺がん、大腸がん、乳がん、子宮がんなどの「かたまりをつくるがん」は、「延命する可能性は、むしろ無治療の方が高い」ということが、世界各国のデータではっきりしていますから。

もうひとつは、医者が不勉強でデータなど見たこともなく、全くのデタラメを言っている。あるいは、今までに診てきた「治療で早死にした患者」の生存期間を、治療しない場合にすり替えている場合。

どの医者にも共通なのは、「がんを治療しない患者」を診たことがない点です。

在宅緩和ケア医の萬田緑平さんは、かつて外科医として数千人の患者さんの手術や抗がん剤治療をやって、つらい死ばかり見て、いっさいのがん治療をやめました。そしていま、「がんを自然に任せていると、『こんなにもつとは』とまわりが驚くほど世間常識より長く生きる人が多い」と、人間の生命力に感嘆しているそうです。

がんが人の命を奪うとき

がんが人の命を奪うのは、肺、食道、肝臓、脳などの重要臓器でしこり（がんの腫瘤（しゅりゅう））が大きくなり、食道や気管をふさいで、手のほどこしようがなく、食事や呼吸、解毒などの、生命を支える機能がマヒしたときです。

たとえば大腸がんなら、まともな医者が余命を言うのはほぼ、肝転移があるとき。でも、転移の個数や大きさは、患者によってマチマチです。

がんの病巣が育っていくスピードも、それぞれ全く異なります。

だから余命を正確に判断するには、がんの増大スピードを調べる必要があります。ところが、がんは5年から30年もかけて、ようやく1㎝に育ってくるのですから、増大スピードを調べるには、ふつう数カ月の観察が必要です。

少なくとも3カ月以上あけて、超音波検査をしたり、CTで病巣の大きさの推移を測っていない余命診断は、全くあてになりません。

病院に歩いてみえた患者さんに、初診や、初診から間もなく余命を宣告するような医者からは、逃げるが勝ちです。


がん治療の前に知識を得ておかないと、患者は強引に手術や抗がん剤治療を受けさせられる。手術後はどんな痛みや不便に苦しむのか、抗がん剤がどれほど体を痛めつけるか、そもそも治療のメリットって？　本やネットで、よく調べてください。

高齢者はがん治療でボケる、寝たきりになる

高齢になるほど、おとなしいがんが増える

がんは放置して、痛みなどの症状が出たらそれを抑えるのがいちばんラクに長生きできる。あなたが60歳以上なら特に、このルールは身を助けます。

どうも高齢になるほど、おとなしいがんが増えるようだ。いろいろな年齢のがん患者を診ながら、そう感じてきました。

わかりやすい例として、血液がんの一種・急性白血病の話をします。

がん全体のおよそ1割を占める血液がんは、抗がん剤で治る可能性があります。ただしその割合が、年齢によって大きく違います。子どもなら9割が完治するようなケースも、60歳を超えると、抗がん剤がほとんど効かなくなります。

一方で、高齢の急性白血病患者の中には、無治療で長生きする人たちがいます。

たとえば人間ドックなどの血液検査で「異常あり」と言われて、精密検査をした

ら白血病が見つかったようなケース。

こういう場合、若い人が治療をしないとふつうは発熱を繰り返したり、皮下出血するなど特有の自覚症状がいろいろ出てきます。しかし60歳を過ぎて年をとるほど、無治療で様子をみると自覚症状が出てこないケースが多くなる。

症状もないのに抗がん剤治療に突入した患者さんは、明らかに死を早めます。

つまり血液がんにも「もどき」があり、高齢になって元気なのに検査で見つかる急性白血病にはもどきが多いのではないかと、僕は考えています。

65歳を過ぎると「がん死」が減っていく理由

日本人の年齢別の死因（厚労省発表）を見ると、それがいっそうよくわかります。

死後解剖すると、ほとんどの高齢者からがんが見つかるのに、60歳を過ぎると、がんで死ぬ人の割合がどんどん減っています。

60〜64歳ではがん死が48・5％とダントツ1位。それが80代では20％台に減り、90代では①心疾患（心筋梗塞、心筋症など）②肺炎に続いてがん死は3位に後退。

そして100歳以上の死因になると①老衰②心疾患③肺炎④脳卒中に続いて、がん死は5位。割合も5・5％と、少数派になっています。

年をとると「がん検診を受けない」「つらい治療はしない」という人が増えるのも大きいでしょう。ほっとけば高齢者のがんはおとなしく、死因になりにくいのです。

なのに、高齢になってもまだ検査でがんを見つけ出して手術や抗がん剤で叩こうとするなんて、まったくナンセンス。高齢者は体力が落ちて、臓器も血管ももろくなっています。クスリの副作用も強く出やすい。手術中や直後に亡くなる危険も大きいし、合併症や後遺症もひどくて、なかなか回復しません。

さらにこわいのは、麻酔薬で脳細胞がやられやすいこと。全身麻酔の手術が終わったらおじいちゃんがボケていた、ということはよくあります。ケモブレインの項でお伝えしたように、抗がん剤の毒性も、脳細胞に大ダメージを与えます。

また病院は、入院患者のケガを恐れてすぐ車椅子を出すので「歩いて入院したのに、車椅子に乗って帰ってきて、そのまま寝たきりに」というのもよく聞く話です。医者は90歳の人にも「体力があるから」と手術を勧めます。どうぞ気をつけて。

クスリ・サプリに頼らない生き方

健康診断から始まったクスリは命を縮めるだけ

医者にも行かず、クスリも飲まず、検診も人間ドックも受けぬ強い意志を持ち、なんでも食べてよく動き眠り、そしてクヨクヨしない。痛みも不調も「ほっときゃ治る」と受け流し、いつも好きなことに没頭している。

そういうふうに生きたいと心に決めて40年以上、医者はもちろん、職場健診にも行かず、帯状疱疹になってもクスリも飲まずに治して、僕は元気に生きてきました。病気で仕事を休んだことは、今まで一度もありません。

しかしほとんどの人は、医者、クスリ、サプリに頼っていますね。

血圧を下げるクスリだけでも60代で3割以上、70代は半数以上が飲んでいます。

僕の外来にみえた60代のがん放置患者さんは、「同窓会で聞いてみたら、クスリを飲んでないのは、40人の中で自分だけだった」と言っていました。

そのクスリの多くは、健康診断から始まっているはずです。しかし血圧、血糖値、コレステロールを下げるクスリが「延命に役立った」というデータはない。むしろがん、脳梗塞、ボケ、寝たきりを招くという医学的証拠は、いろいろあります。

漢方薬なら安心というのも誤解で、抗がん剤と同じ毒性の強い成分が含まれているものもあり、副作用で腎臓の障害や死者が出た事件は、無数にあります。

長期間なんとなく飲んでいるクスリは、いますぐ全部やめた方が身のためです。薬効はしばらく続くので、急激な症状は起きません。不安なら、1週間に1種類ずつ減らしてください。実行した人から届くのは「午前中は頭がボーッとしていたのに、朝からシャキシャキ動けるようになった」「ウツが消えた」「ごはんがおいしい」「フラフラしなくなった」「まだらボケが治った」……。お喜びの声ばかりです。

サプリで肺がん、心筋梗塞、脳梗塞が増えた

また「痛い、つらい、フラつく、眠れない、便秘、下痢、頻尿、咳、発熱……」などの、よくある痛みや不調も9割、クスリは症状をごまかすだけ。なのに副作用は必ずあるので、「ほっときゃ治る」と気にしない方が安全です。

クスリが必要なケースは、命にかかわる症状があるか、飲み始めてから明らかに体調がよくなっている場合。この2つしかないと、僕は考えます。

サプリも油断できません。有名人がCMで「ずっと元気でいたいから」などと、あいまいなことを言っているのは、どれも医学的に認められた効能・効果がないからです。

それどころか、フィンランドの喫煙男性、約2万9000人を5~8年追跡した調査では、βカロテンのサプリを毎日摂った人は、摂らなかった人たちより肺がん発生率が18%もアップし、心筋梗塞や脳梗塞のリスクも高くなっていました。

ビタミン・ミネラルやポリフェノールなどの微量成分は、自然の食べ物からバランスよく摂ると、体調をととのえてくれます。でも、その成分だけ取り出して凝縮したり、人工的に合成したら、体にとっては「異物」でしかありません。

「コラーゲンでお肌ぷるぷる」「膝の痛みにグルコサミン」「生酵素でダイエット」などの宣伝もひっかけです。食べたものはすべて胃や腸でバラバラになり、単なるアミノ酸や糖に変わってしまいますから。自分自身の生命力を信じましょう。

がんを見つけないで
穏やかに「老衰死」

病院に近づかないと、自然に旅立てる

がん放置療法の、究極の理想は「がんを見つけないで穏やかに老衰死」すること。実はここ10年ほど、自宅や老人ホームで老衰死する日本人が増えています。

内閣府の意識調査（２０１２年）によると、治る見込みのない病気になったとき「延命治療は行わず、自然に任せてほしい」人が、65歳以上では91％。一方「少しでも延命できるよう、あらゆる医療を」と望む人は、わずか４％台でした。

年をとるほど、身内や知人の「病院でのつらい死」をいろいろ見聞きしますから、「自分自身は自然に逝きたい」と願うようになるのは、当然かもしれません。

延命治療をされないための確実な方法は「医者に近づかない」こと。健康診断やがん検診、人間ドックも受けず、ワクチンも打たないことです。すると元気なのにがんが見つかることも、無理な治療をされることもありません。

老衰死した人を解剖すると、必ずがんが見つかるそうです。生前にがんを見つけ

なければ「自然放置」が叶い、やすらかに天寿をまっとうできるわけです。

実例もあります。北海道・夕張市が財政破綻して病院が消えたら、日本人の三大死因「がん」「心臓病」「肺炎」がすべて減り、「老衰死」が一気に増えました。

老人ホーム医の中村仁一さんは「がんを治療しない高齢者を80人以上看取った。最後まで、ひとりも痛まず穏やかに死んでいくので驚いた」と語っていました。

病院に近づかないと、自然な旅立ちへの門が開くんですね。

かつては国民のほとんどが、医者にかからず自宅で衰えて逝きました。そのころ、死は穏やかでした。自力で食べられなくなったら自然に任せたから、意識不明のまま長く生かされることもなかった。僕の祖父も自宅で安らかに死を迎えました。

「自然な旅立ち」のシミュレーション

よし、がんの治療も延命治療もしないで老衰死を目ざそう。そう思い立ったかたに、自然な死に向かうときにおきやすいことを、一例としてお伝えします。

……最近どうも食欲がなく、疲れやすい。足もふらつく。そのうち治ると思っていたら、好物ものどを通らなくなりガクンとやせた。気づけば1日の大半をふとんで過ごすようになり、やがてしょっちゅうウトウトするように……。

このころには水分もあまり欲しがらないかもしれませんが、身内のかたは「これだけは食べて」「水分は摂らないと」などと無理強いしないでください。本人を苦しめるだけなので。

また点滴も、体がむくみ、タンが増え、肺も水浸しになって溺れたように苦しむので禁物です。血尿や血タンが出ても、この時期の自然現象として見守ります。

やがてトイレの回数も減り、血圧も下がり、意識がもうろうとしてきます。

もしも痛みや呼吸苦が出たら往診を頼み、モルヒネなどでやわらげます。

最期が近づくと、いままで呼びかけに応えていた患者さんも反応が鈍くなる。これを「意識レベルの低下」と呼びます。10秒ほど息が止まったりしてつらそうでも、本人は意識がなく、苦しみを感じていないので安心してください。

口をパクパクしているように見える「下顎呼吸（かがくこきゅう）」に変わると、数時間で臨終となることが多いでしょう。医師を呼び、死亡診断書を書いてもらいます。

第5章

「夢の新薬」「最先端医療」「民間療法」のウソ

祝ノーベル賞！
でも、オプジーボは効かない

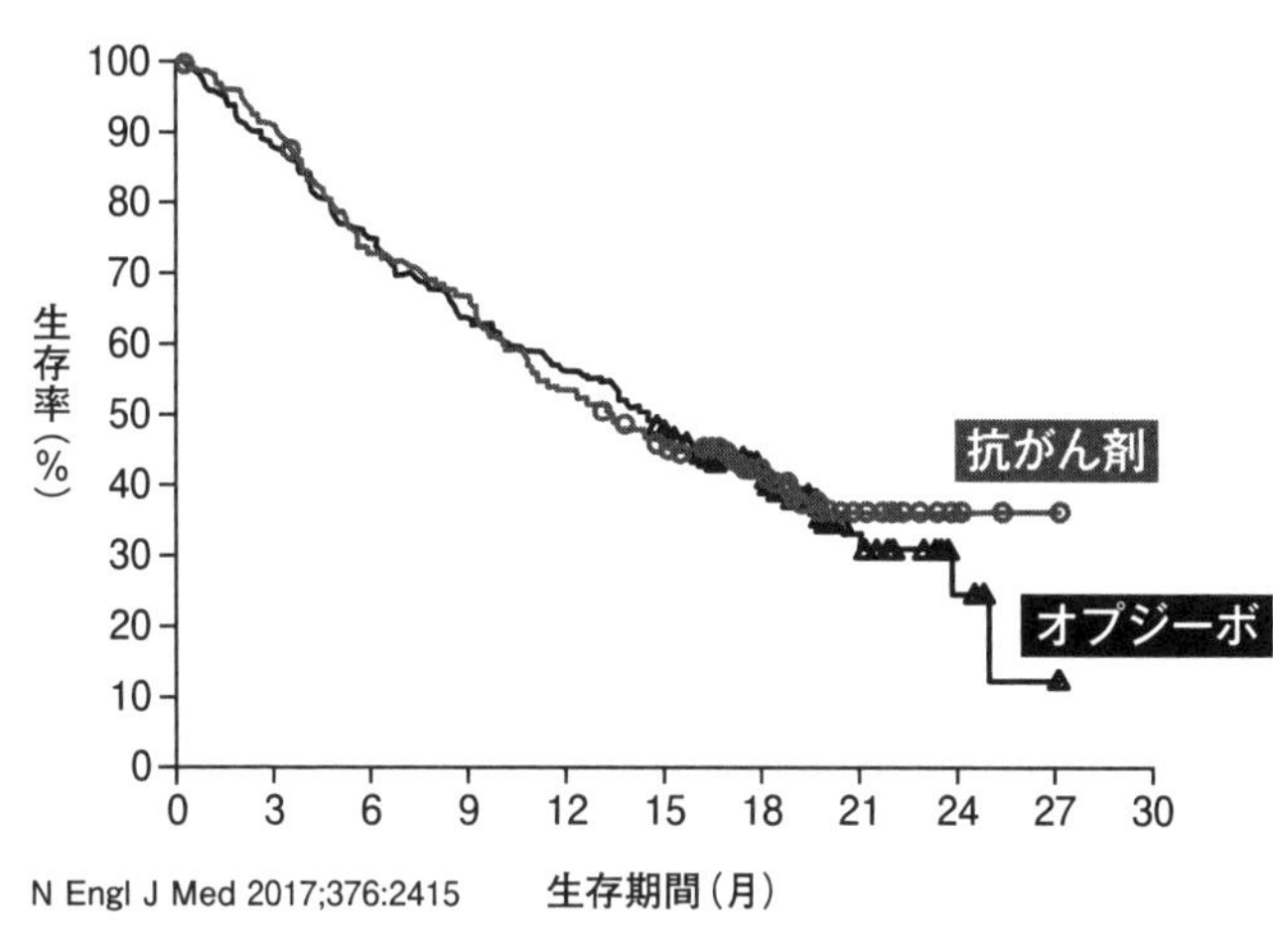

発売後の試験結果は「抗がん剤より生存率が低い」

祝ノーベル賞！　本庶佑・京大教授が、がんと免疫の関係を解き明かした功績はすばらしく、僕も心から受賞を祝福します。

ただ、スウェーデンのノーベル賞選考委員会にも日本国民にもカン違いがあります。

ついに免疫療法でがんが治る時代がきた？　いいえ、本庶さんらと製薬会社が創った「オプジーボ」は、夢の新薬ではない。効力は従来の抗がん剤並みかむしろ低く、間質性肺炎などの、死に至る副作用がおきやすいことがはっきりしています。

オプジーボは開発に15年を費やし、最初にメラノーマ（悪性黒色腫。皮膚がん）で、次に肺がんで承認されて、世界60カ国で売り出されました。抗がん剤と比べた比較試験で、患者たちの生存率が高かったからです。

ところが、発売後の肺がん患者の臨床試験で、オプジーボと抗がん剤の生存曲線はピッタリ重なり、最後はオプジーボの生存率がガクンと落下（Ｐ１３５図参照）。

新薬の試験は製薬会社から巨額の資金をもらった医師たち主体で行われ、データが操作されやすい。それでもごまかせなかったこのみじめな成績が、オプジーボの真の実力です。メラノーマでも承認後、抗がん剤並みという試験結果が出ています。

死に直結する恐ろしい副作用が起きてしまう

本庶さんの①がん細胞は免疫細胞の攻撃をかわすブレーキを持っている。②それを解除すれば、免疫細胞ががん細胞を攻撃できる。という発想と、実際にブレーキを解除する方法の発見は、間違いなく偉業です。

免疫の役目は、「外敵」の細菌やウイルスを殺すこと。人体にある各種タンパク質は「身内」なので攻撃しません。しかしがん細胞には「変異タンパク質」が存在し、これは免疫細胞の攻撃目標になる。オプジーボは、がん細胞への免疫細胞の攻撃をサポートする「免疫チェックポイント阻害剤」の一種です。

ところが、ある種の正常細胞にも変異タンパク質が存在したりして、結局、がんと一緒に正常細胞もやられてしまう。それで、重い肺疾患のほか1型糖尿病や重症筋無力症、心筋炎といった、死に直結する恐ろしい副作用につながるのです。

そもそも固形がんへの抗がん剤の延命効果が証明されていないので、それに劣るオプジーボには、苛酷な毒性しかないことになります。

では、なぜオプジーボは承認され、「効かない」という事実は隅に押しやられて、「がん消滅、夢の免疫薬」という幻想だけが拡散し続けるのか。

世界の注目を集め、長い年月と莫大な研究費がつぎこまれたクスリを、葬り去るわけにはいかない。だから製薬会社と研究者による大がかりな情報操作が行われ、ノーベル賞選考委員会も世界中の人々も、それにまんまと乗せられているのです。

「がん免疫療法」クリニックは全部デタラメ

ちまたに乱立する自費診療の「がん免疫療法クリニック」と、同じ免疫療法でも発想が真逆のオプジーボが混同され、悪用されています。

「樹状細胞ワクチン療法」「NK細胞療法」などと称する、クリニックのがん免疫療法は全部デタラメで、欧米なら医師免許をはく奪されます。

どれも原理は「自分の体の免疫の攻撃力を高める」。つまり免疫のアクセルを踏みこんで、がんをやっつけるというもの。でも、がん細胞は攻撃をかわすブレーキを備えているので、免疫は歯が立たない。「がんに対して免疫力を強化しても無意味。無効」というのは、欧米では常識です。

免疫の攻撃力を高めても、がん細胞には歯が立たない

一方オプジーボは、「がん細胞のブレーキをはずす」という、逆転の発想から生まれたがん免疫治療薬。正式名称は「免疫チェックポイント阻害薬」で、2018年現在、正式に「免疫療法」を名乗れるのは、これだけです。

免疫療法クリニックの宣伝ではよくCT画像を並べて「がんが縮小した、消えた」とうたっています。よく見ると「治療前」「治療後」の撮影部位が違っているなど、実にいいかげんなのに、だまされる人があとを絶たない。

僕のところには、100%「がんもどき」の胃の粘膜がんなのに日本橋の有名な免疫療法クリニックに老後資金3千万円を取られた方が、訴訟の相談にみえました。こういう場合は「事前の説明に同意されましたよね」と言われて、泣き寝入りです。

「免疫暴走」…身を守るはずの免疫が、体内をメチャクチャにする

さらに問題なのは、自己流のがん免疫療法に、勝手にオプジーボを組み合わせるクリニックが出てきて、死亡事故もおきていることです。

製造元の小野薬品工業は2016年「オプジーボと他のがん免疫療法を併用して、重篤な副作用が発現した症例が6例、死亡例が1例ある」と報告しています。

もともとオプジーボには死に至る副作用が多い。関西の3つの病院で2015年、

7カ月で201人の肺がん患者にオプジーボが投与され、3カ月以内に「早期死亡」した人が38人（19％）。うち14人が、間質性肺疾患7人、急性腎障害2人などの「オプジーボによる副作用をともなっていた」、つまり副作用死でした。ほかに8人の死亡が、オプジーボの副作用によるものと推察されています。

201人中22人、1割以上の人が3カ月以内に副作用死。恐ろしいデータです。この激烈な副作用は「免疫暴走」から引き起こされます。オプジーボはがん細胞のブレーキを解除する。すると、身を守ってくれるはずの免疫が、がん細胞だけでなく正常細胞も狂ったように叩き始めるのです。

それなのに、免疫療法クリニックのサイトには「がん細胞のバリアを解除する免疫チェックポイント阻害剤と、当院が提供してきた免疫の攻撃力を高める治療（免疫細胞治療）を組み合わせることで、より大きな治療効果が得られると期待されます」などと、堂々と書いてある。

オプジーボが暴走させている免疫の攻撃力をさらに高めたら、死屍累々でしょう。「免疫」と名のつく療法は、デタラメ、未知の領域、命の危険が大きすぎます。

僕の外来に歩いて見えて3カ月以内に逝った「肺がん放置患者」さんは皆無です。

樹木希林さんが受けた放射線治療の注意点

転移が出てくるたびに照射すると、死を早める

最先端治療といえば、普通の放射線で十分なのに、無用の「重粒子線」「陽子線」、自由診療の「ピンポイント照射」などで大金をまきあげる悪徳医にも、要注意です。

「全身がん宣言の『樹木希林』元気の秘密は1回300万円の放射線治療」

これは女優の樹木希林さんが乳がんで逝く3カ月前に、雑誌に載った記事。「1年半たったから久しぶりに九州へ行って、放射線治療を受けてくる」と語っています。

樹木さんは2005年に乳がんの手術を受けて、13年、副腎、脊髄など13カ所に転移のある「全身がん」状態と公表しました。抗がん剤治療は拒み、転移が見つかると、鹿児島の「UMSオンコロジークリニック」（以下UMS）でピンポイント照射を受けていました。18年9月、自宅で家族に看取られて永眠（享年75）。

乳がんはゆっくり進行することが多く、僕の外来にも、慶應病院時代から全身に転移があって、10年以上たってふつうに歩いてみえるかたが何人もいます。

樹木さんは女優として生涯活躍されて見事でしたが、治療で死を早めたと僕は思います。放射線が当たったところはヤケド状態になり、体力が弱るし、放射線食道炎などの合併症もいろいろ出てきます。しかも、再発は防げません。

「自称最先端・4次元」ピンポイント照射で、患部にすさまじいダメージが

ポツリ、ポツリと出る転移は、ほっとくとおとなしいことが多い。また肺転移（球形）は2㎝で4㎖だから、呼吸にはほとんど影響しません。肺転移をそのつど照射すると、1回で数百㎖の組織がやられて肺機能が落ちて、命を縮めます。

だから健康保険のきくピンポイント照射は3つまで。それを自由診療でいくらでも焼く医者がいる。どうせ死ぬなら金を落として逝ってくれ、ということでしょう。

たとえば、肺がん患者さんがある放射線治療の専門クリニックでの治療を希望したので紹介したら、「特別な方法がある」と150万円の自費治療に誘導されました。陽子線治療を盛んに推進している病院も、単なる骨転移の患者さんに1回300万

円の陽子線治療を3回も行いました。これも普通の放射線治療で十分だった。

なかでも悪質なのは樹木さんが通ったUMS。院長が開発したと自称する、患者が乗ったベッドをスライドさせながら行う「4次元ピンポイント照射」は「呼吸につれて動く患部にも、狙いを定めて照射できる」というふれこみ。しかしいままでは多数の病院に、もっと精度のいい4次元ピンポイント機器がある一方、照射中のベッドのスライド自体が不可能です。僕はUMSの被害患者さんの相談を、何度も受けました。見たことがないほど痛ましい患部に言葉を失うことが多かった。

たとえば線量が強すぎて、乳房のしこりから四方八方に赤紫色の変色帯が生じたケース。腫瘍は再発、変色帯は、放射線で弱った皮膚にがん細胞が取りついたものでした。乳房全体が赤黒くなった人もいた。放射線が右肩にかかったところに通常ありえない「肩転移」が出て、がんが盛り上がっている人も。乳がんでは、治療が終わってから「肋骨が折れるかも」と言われるのが常だと聞きました。

ふつうの放射線治療医も、徹底してやりたがることが多い。僕は患者さんに「放射線はやりすぎないことが肝心。合併症がおきそうだったら、予定の照射回数の8割くらいで逃げなさい」と伝えています。

がんが消える○○。やるのは自由。お金を取られたらサギ

海老蔵さんが信じた「水素風呂」「臍帯血」院長の逮捕

「水素水とキノコががんに効くと聞いたんですが、どう思われますか？」
「ビタミンC高濃度点滴と、がん患者が集まる○○温泉に通っています」
「体を温めるとがんが死ぬそうなのでハイパーサーミア（温熱療法）を…」

患者さんの多くが、民間療法（代替療法）をやっていたり、やろうとしています。
僕の答えは「どんな民間療法をやるのもご自由です。ただし、がんに効く、延命できると言われてお金をとられたら、みんなサギ。命を縮めることもありますよ」。

市川海老蔵さんが妻の小林麻央さんを乳がんから救いたい一心で奔走し、さまざまな民間療法を試させたことが、かつて賛否両論を呼びました。

麻央さんが通ったクリニックは「高温の水素風呂入浴で活性酸素を除去し、がん細胞が消える」「（へその緒の）臍帯血（さいたいけつ）でがん治療」などと派手にPRしていました。

もちろんどちらも無効。そもそも酸素を「除去」したら、人は酸素不足で死ぬ恐れがあります。院長は、国に無届けの臍帯血投与の罪で逮捕されました。

僕の外来には、「遠くからでも気を送ってがんを治す」という気功師に、1日10万円ずつ1カ月以上支払っている患者さんのご家族が、困り果ててみえました。

がん研も断言。民間療法でがんは消えません

がんを消したい。そこに「がん細胞を高濃度ビタミンCが副作用なく殺す」「がんの弱点は高温」「気で自然治癒力を高める」などと聞くと、すがりたくなりますね。でも、がんは遺伝子が傷つき変異して生まれる「遺伝子の病気」。なにを摂っても体を温めても、変異した遺伝子をもとに戻すことは不可能です。

「民間療法で『がんを予防する、進行を遅らせる、生存率を高める』などの、ヒトへの治療効果が証明されたものは皆無」と国立がん研究センターも断言しています。

日本には、医者はなにをやってもほとんど「野放し」という特殊事情があります。

たとえば1970年代、ノーベル賞学者のポーリングが「がんに高用量ビタミンCが効く」と唱えてビタミンC療法が流行。米国では多くのがん患者を集めてプラセボ（偽薬）との比較試験が行われ、結論は「無効」でした。その後も有効の証明はなく、いま米国で医師が高用量ビタミンC療法をやったら免許はく奪です。なお、高用量ビタミンC療法は無害ではなく、腎不全などの副作用が知られています。

日本では半世紀たってもビタミンC療法が花盛り。医療制度がずさんで、無効とわかっている療法を医師がやっても、懲戒にもならないからです。免疫療法や温熱療法などにも、同じことがいえます。もし米国医学界と同じ懲戒基準を日本に持ちこんだら、毎年数千人が医師免許をはく奪されるでしょう。

また、マウス実験や試験管内のデータと「ヒトに効くかどうか」は全く別です。一例をあげると、1968年に国立がんセンターが「マウスにがん細胞を移植して、いろいろなキノコの抽出物を与えたら、メシマコブのがん増殖阻止力が圧倒的に高かった」と発表。50年後のいまも「がんを抑える奇跡のキノコ」とPRされていますが、ヒトのがんにメシマコブが効くというデータは、ついに出ていません。

「がん遺伝子治療」「幹細胞治療」は役立たず

遺伝子を修復？　がん幹細胞を叩く？　そんな無茶な

がんは、正常細胞の遺伝子に傷がたまって偶然「がん細胞」の組み合わせが生まれる「遺伝子の病気」です。

そして、がんのおおもとは、たった1個の「がん幹細胞」。本物のがんは幹細胞に転移能力があり、子分のがん細胞が血流にものって肝臓や肺、骨、脳などにばらまかれて転移がひそみます。

だったら、遺伝子を修復したり、幹細胞をやっつければ、がんを制圧できる。

これが「がん遺伝子治療」「幹細胞治療」の発想で、世界中で研究が行われていますが、免疫療法と同じく、がんへの確かな治療効果は証明されていません。

なのに街中には、クリニックが続々と生まれています。

芥川賞作家・高橋三千綱（たかはしみちつな）さんとの対談では「幹細胞療法に500万円使った。全く効かなかった」という体験談を聞きました。

「知人から、命を救う再生治療がある。元気な細胞がどんどん増えて悪いのと入れ替わって、壊死した肝臓が復活すると勧められたんです。肝臓移植より安全だと思ったんですが…」

他人の幹細胞を注入しても「瞬殺」されるのに、40分で300万円

高橋さんは「病気のデパート」です。まず34歳のとき十二指腸潰瘍のため、胃の3分の2と十二指腸球部を切除。40代で糖尿病、50代で肝硬変、60代で食道静脈瘤と食道がん、早期胃がんが見つかりました。食道がんの内視鏡手術で懲りて、胃がんは「手術すると死ぬ」という直感に従って放置して5年、いま70歳。

受けた幹細胞療法は「健康な人の幹細胞を点滴で1セット3000個ずつ、体内に入れる」というもので、1セット100万円。初日は院長に「3セットやりましょう」と勧められて、40分の点滴に300万円を支払ったそうです。

僕が「人の幹細胞を注入したわけでしょう? それは外からきた異物ですから、体に入れたとたんに免疫に殺されて、なんにもならないですよ。もう、瞬殺です。

そのクリニックは、とんでもないことしてる」と言うと「なるほど。そうですよね。しかし瞬殺ですか。トホホ」と絶句していました。

そのクリニックは、「幹細胞治療でひどい症状が出ている」という新聞記事に院長の名前が出て、一気に患者がいなくなったそうです。

たとえ自分の健康な幹細胞を取り出して培養して体内に戻しても、体内に生まれた幹細胞とは別もので役に立たず、「悪い細胞と入れ替わる」こともありえない。

遺伝子治療にしても、がん患者の体内に存在する100億個単位のがん細胞の中に、遺伝子を導入するなんて不可能。わずかに導入できたとしても、がん細胞はどんどん増殖するので、焼け石に水です。

がん治療も民間療法も、どうもあやしい。病院やクリニックの言いなりになるとヤバそうだ。そういう直感を、大切にしてください。その上で、本を読むなどして知識を増やし（知性）、材料が集まったら、自分の頭で考えて決断すること（理性）。

治療には、命、人生、お金がかかっています。誰かに決めてもらったり、何かを信じるのではなく、知性と理性をフルに働かせて、自分の頭で考えることです。

実は、がんはよく消える

「がんを放置したら消えた」人を、たくさん見てきた

「これでがんが消えた」「医者から見放されたがんが治った」という体験談や映像が、民間療法や、がん免疫療法クリニック、健康食品のサイトに山ほど載っています。

でも、僕もこれまで、治療した人、放置した人を問わず、がんの成長が止まったり小さくなったり、消えた例をたくさん見てきました。『がん放置療法のすすめ』(文春新書)で紹介した150人の患者さんのうち10人以上は、なにもしないのにがんが消えたり、小さくなったままでした。

たとえば「53歳のとき、職場健診で直径5㎝の早期胃がんが見つかり、複数の病院で全摘を勧められたが放置。すると内視鏡検査でがん細胞を発見できなくなり、クレーターのような腫瘍跡も消えて、初診から8年平穏」という会社員男性。「65歳のとき市の健診で、直径18ミリの筋層まで浸潤した進行がんが見つかり、放置。腫瘍は小さくなったまま、5年以上元気」というシニア男性などなど。

本当に、がんはよく消える。「よく笑うとがんが消える」と唱える人もいますが、僕の知る限り性格や生活習慣や食べ物に共通項はなく、なぜ消えるのかは不明です。

それから前に書いたように、大腸がんの肝転移は見つかるたび切ったりラジオ波で焼いていくと、たまに、がんが出てこなくなる…治る人がいます。

ぼくが「ほぼがんもどき」と言っている「上皮内がん」も、どんどん消えます。

アメリカの研究では、子宮頸部のゼロ期のがん（上皮内がん）の経過を見たら、67人の中で上皮内がんのままが41人、17人は自然に消失。僕も子宮頸部の上皮内がん放置患者さんを10人以上診てきましたが、進行した人はいませんでした。

末期がんからの生還は、医学論文では10万人にひとり

一方「末期がんからの生還」は、世界の医学界では「10万人にひとり」レベルと報告されています。僕も今まで3万人診てきて、いろいろな臓器に転移があって体がへばった末期がんが治った人は、見たことがありません。

だから、民間療法のサイトにたくさん載っている「末期がんからの生還」エピソ

ードには「そもそも本当にがんだったのか」という疑問が浮かびますね。

がんは誤診が多く、顕微鏡でがん細胞の顔つきを見る「細胞診」をやっても見誤ることがあります。診断に不可欠なその細胞診さえしないで、「医者にがんと言われた」だけで「がんになった、治った」と言っている人も多い。

また乳がんなどで、リンパ節に転移したり、皮膚を突き破っても転移が出てこないことがあります。胃がんも、胃の3分の2が腫瘍でふさがっても「がんもどき」ということがある。がんはとにかく、すごく、まぎらわしいんです。

1944年に世に出た丸山ワクチンの開発者の著書を読んで驚いたのは、巻頭を飾る「肺がんが治った」というレントゲン写真が、肺炎を肺がんと勘違いしたものだったこと。75年たって検査技術は飛躍的に進歩しましたが、民間療法や免疫療法クリニックのサイトには子どもだましの「がんが治った」映像があふれています。

つまり本人は「これでがんが消えた」と信じていても、本当のことはわからない。実はがんではなかったかもしれないし、自然に消えたのかもしれない。僕は、自然のものをバランスよく食べて、好きなことをして過ごすのがいちばんだと思います。

標準治療は単に「広く行われている」だけ

厚労省も学会も医師も「無効」のデータは見ないふり

民間療法が信用ならないなら、やっぱり標準治療に軍配？

いえいえ。標準治療は単に「広く行われている」というだけで、「学問的に正しい」とか、「最善の治療法」という保証はありません。「日本乳癌学会」「日本高血圧学会」などの専門学会が「この病状にはこの治療を、この検査数値にはこのクスリを」と提案して、ガイドラインが作られているのですが、これが大変キナくさい。

高血圧の基準値がどんどん下がり、高齢者の半分以上が降圧剤を飲んでいることでもわかるように、「検査や治療をいろいろ受けさせ、クスリを飲ませて医療界の繁栄を」という意図がみえみえです。製薬会社や厚労省とのスクラムもがっちり。特にがん治療はドル箱で、「念のためあれもこれも」と濃厚な治療に引っぱりこむ。そして標準治療ワールドにとって「近藤誠」は天敵です。

僕の批判本を2冊ずつ出している、2人の医師がいます。『「抗がん剤は効かない」

の罪』（毎日新聞社）、『医療否定本の嘘』（扶桑社）の勝俣範之。『「医療否定本」に殺されないための48の真実』（扶桑社）、『長尾先生、「近藤誠理論」のどこが間違っているのですか?』（ブックマン社）の長尾和宏。

前者は日本医科大学教授、後者は日本尊厳死協会副理事と、医療界の中心にいて、「近藤先生の主張は、がんの手術は寿命を縮めるだけ、抗がん薬は効かない、検診は無意味…。つまりがんの標準治療の完全な否定です」（勝俣氏）、「近藤誠先生が、がんの早期発見、早期治療は意味がないなどと複数の書籍で書いておられますが、私はそれは絶対に違う!と思う」（長尾氏）などと叫んでいます。自分たちの基盤である標準治療を守らねば、という熱意が伝わってきますね。

しかしお二人とも、僕が何度も申し入れた対談からは逃げ回っています。

「この治療をしても苦しむだけ」と思っても言えない。医者はつらいよ

標準治療を盛り立てるために、国も協力を惜しみません。

たとえば肺がんの集団検診は、「検診を受けるとかえって早死にする」「無効」と

いう比較試験の結果を受けて、欧米では行われなかった。ところが日本では、アメリカが「肺がん検診は無意味有害。やらない」と決めた翌年に始めています。

乳がんの特効薬（？）アバスチンも、プラセボ（偽薬）群との比較試験で「無効」という結果が出たあとに、厚労省はなにくわぬ顔で使用を承認しました。ムダな検査や治療を勧めては患者や血税から大金をかっさらい、医薬業界に分配しています。その陰で多くの患者が健康を害し、死んでいます。

僕は患者さんに「がんの切除手術は後遺症がひどいし、体にメスを入れるとがんが暴れる。やめたほうがいい」「抗がん剤は9割効かない」と伝えています。

同じことを一般の病院の医師や開業医が言ったら、治療する患者さんは激減し、病院はつぶれてしまう。

だから医者は「この手術をしても苦しむだけなのに」「この体力でこんなに抗がん剤を使ったら、すぐ死んでしまう」と思ってもなにも言わない、言えないのです。

その結果、多くの患者さんが手術の後遺症や抗がん剤の毒性で苦しみ、がんではなく「がんの標準治療」のために、かけがえのない命を失っています。

第6章

がんでもふつうに暮らし、穏やかに逝く極意

やせてはいけない。
がん細胞がのさばる

玄米菜食も肉断ちも、栄養不足で死を早める

「がんになってから、だいぶやせました」

患者さんからよく聞く言葉です。宣告のショックで食欲が落ちやすいのに、追い打ちをかけて「まともに食べない食事療法」を始める人が、とても多い。

しかし、「肉や乳製品は、がんのエサになる。玄米菜食や断食をして栄養を絶てばがんは治る」などという話は大ウソで、逆に栄養不足で死を早めます。

国立がん研究センターも「がんに劇的効果のある食事療法や健康食品は存在せず、世間で大騒ぎしているものはすべて誇大宣伝」と、サイトで言い切っています。

がんになったら、やせてはいけない。栄養を断ったら先に正常細胞の方が弱ってしまいます。がんはタフで、弱った正常細胞をグイグイ押し分けて広がります。

僕は「なんでも好きなものを、バランスよく食べてください。特にタンパク質とコレステロールは細胞を丈夫にするから、タマゴ、牛乳、肉や魚もちゃんと摂って、

少し太ったほうが長生きしますよ」と、患者さんにアドバイスしています。健康人も含めて、「やせ過ぎの人は短命になりやすい」というデータが世界各国でたくさん出ていて、日本人も標準よりやせているほど死亡率が高くなっています。

なのに「がんが消えていく」「これで治せる」とうたう食事法は玄米菜食、肉や牛乳や糖質を断つ、断食など、栄養がかたよってやせてしまうものがほとんどです。たとえば、厳格な玄米菜食「マクロビオティック」は、がんの食事療法としても世界的に有名です。喉頭(いんとう)がんの忌野清志郎(いまわのきよしろう)、膵臓がんのスティーブ・ジョブズの両氏も信奉者でしたが、がんは治せなかった。

慶應病院時代、僕の患者さんが何人か、進行がんを放置して元気だったのに急にげっそりやせて、がんが信じられないような増殖のしかたをして、すぐ亡くなりました。例外なく、僕に内緒で玄米菜食や断食をしていました。

90年以上、毎日タマゴ3個で117歳まで

アフリカで数百万年前、ヒト科原人はすでにダチョウのタマゴや、肉食獣の食べ残した肉を食べていました。1万年前には、牛を家畜化して牛乳も飲み始めました。

そうやって人類は命をつないできて、いま日本の元気な100歳のアンケートなどを見ると、菜食者は見当たりません。

僕が「毎日どれだけ食べても問題ないですよ」と患者さんに勧めるのは、完全栄養食品のタマゴ。ビタミンC以外の主要栄養素を含み、卵黄には脳の働きに欠かせない脂質、レシチンが豊富です。生でも食べられて消化もよく、値段も安い。

僕自身も、玉子焼きや、卵黄たっぷりのおやつ、カステラやプリンが大好物です。

「毎日のタマゴとクッキーで117歳まで」。これはイタリア女性エマ・モラノさんが生前に語った、超長寿の秘訣。若いころ貧血で体が弱く、医者の勧めで生タマゴ2個と目玉焼きの合計3個を、90年以上、食べ続けました。晩年はほぼタマゴ、クッキー、赤ワインしか口にしなかったのに、コレステロール値も血糖値も正常値だったそうです。亡くなる直前の映像でも、受け答えがしっかりしています。

食欲がなくても、タマゴだけは食べましょう。

激しいことをしない

がんを暴れさせないキーワードは「ほどほど」

がんを暴れさせず、平穏に生きていくキーワードは「ほどほど」。

激しいこと、極端なことを遠ざけてください。


やせすぎても太りすぎてもがんがのさばるから、ほどよく栄養を摂る。

運動しすぎると免疫力が落ちて、血管も詰まりやすくなるから、汗ばむ程度に。

寒い脱衣所ではだかになって、熱いお風呂に浸かるのも禁物。ヒートショック（急激な温度変化による血圧の乱高下や脈拍の変動）がおきて、がんより先に脳卒中や心筋梗塞にやられてしまいます。

日光も、浴びすぎるのも当たらないのもがんのリスクを高めるので、適度に。


僕自身もやせすぎず、太りすぎないよう気をつけています。体重計は家にないので、ズボンのベルトがきつくなったら「食べる量を少し減らして、体を動かす」、ゆるくなったら「ケーキ解禁」という感じでコントロール。

運動は「タクシーをなるべく使わない」ことを心がけ、毎朝、愛犬ボビーとの30分ぐらいの散歩を楽しんでいます。駅ではなるべく階段を使います。

熱いお風呂は苦手だし、のぼせるほどの長湯もしません。

日光もボビーの散歩や、外来の日は30分以上歩くのでちょうどいいと思います。

「歩けば歩くほど健康になる」は大間違い

つい「やりすぎ」になりやすいのが、「運動」です。

体のあらゆる器官を働かせるのは筋肉ですから、体力は筋力。筋肉を増やすほど体力がついて、がんも暴れにくくなります。しかも筋肉は、食事や運動によって90歳からでも確実に増強できるから、やりがいがあります。

体のすべての筋肉の7割は下半身に集まっているので、下半身を重点的に。

ただし「1日1万歩」やハードな筋トレは逆効果です。

まずウォーキング。「歩けば歩くほど健康になるというのは大間違い」と、東京都健康長寿医療センター研究所の青柳幸利（あおやぎゆきとし）さん。

群馬県中之条町の65歳以上の全住民５０００人の、１日24時間×３６５日の生活行動データを15年分分析した結論は「中高年の〝1日1万歩〟や、激しい筋トレは免疫力を低下させ、動脈硬化や貧血を引きおこす」。

激しい運動中には心臓から血液が大量に送り出されます。中高年の血管は硬く細くなっているので、血管に負担がかかるわけです。

筋肉を無理なく増やせるのは、青柳さんによれば「1日8千歩、うち20分はやや速めに歩く。それを毎日続けるのが、健康に最もいい黄金比率」だそうです。

室内運動なら、テーブルに手をついて屈伸する軽いスクワット、片足立ちを数十秒から1分ぐらい交互に繰り返すフラミンゴ運動、つま先立ちなどが効果的です。

運動のあとは、体内のたんぱく質の合成能力が高まっています。乳製品は手軽に効率よくたんぱく質を摂れるので牛乳、ヨーグルト、チーズなどでエネルギー補給をすると、運動と食事の両方から、筋肉を増やせます。

ペットの
がん放置療法と看取り

ペットもがん死が1位。僕の愛犬は、乳がんを放置して大往生

ペットも長寿になって、がんが急増。人間と同じように、がんが飼い犬、飼い猫の死因の1位になっています（日本アニマル倶楽部調べ）。

僕の外来ではペットのがん相談も受けていて、「知人の愛犬ががんになり、手術と抗がん剤で治療したものの半年ももたなかった。治療費は100万円を超えた」などという話も聞きます。

ペットのがんには人間用の抗がん剤が、体重比からアタリをつけてずさんに転用され、1回数万円とる病院も多い。治験データもなく、効果も副作用も不明です。

ペットフードや犬猫病院のサイトには「世界初！犬のがん専用ナチュラル療法食」「愛猫のがんにプロポリス、アガリクス」「ペットの免疫細胞療法」……。

いやはや、人間界と同じあやしい商売が、ペット界でも大手を振っています。

わが家ではいろいろな犬を40年飼って、いま4代目。最初のレディは乳がんを治

療しないままふつうに10年生きて、17歳で老衰死しました。人間なら乳がんを放置したまま40年ぐらいなにごともなく、80代で大往生したという感じですね。

3代目のボビーは未熟児で生まれて目がよく見えず、体も弱かった。それで僕がほ乳瓶でミルクを飲ませて育て、死ぬまでずっと、夜は一緒に寝ていました。最期は皮膚がんのような、老衰のような感じで、ところどころ皮膚がむけていましたが、診断をつけようとか、治療しようとは全く思わなかった。

病気はすべての生き物の自然現象で、治るものはほっときゃ治る。治らないのは運命。自然に任せていれば、のたうち回って苦しむようなことにはなりません。

ペットにとっては検査も治療も、こわくて痛いだけの拷問

医療行為というものはすべて、角度を変えて見ると侵襲（しんしゅう）（痛み、出血などを伴う、生体を傷つける）行為。人間ががまんできるのは、「この注射を打てば、この手術に耐えればよくなるはず」と、想像する力があるからです。だから自分から病院に行き、つらい治療も「ちゃんと治すために、がんばろう」と納得して受ける。

一方ペットにとって医療行為は、体を押さえつけられて検査される、痛い注射、手術やクスリ、ただこわくて痛くてつらいだけの拷問です。

しかしペットは人間以上に無意味な治療の犠牲になり、クスリ漬けにされています。具合が悪そうでもあわてないで、まずは様子を見てください。

犬も猫も食べたものをよく吐いたり、下痢をしますが、これは体に悪いものを外に出すための反射作用。クスリで止めず、出し切らせます。水を置いておけば必要なときに飲み、毒素をどんどん排出します。

熱が出ても、感染症ならそのうち下がります。グッタリ寝たままでなければ大丈夫です。熱中症のようなら、いつでも水を飲めるようにしておきます。

痛いのはかわいそうだから、足をひきずっていたり、どこかをやたらとなめていたら、獣医に痛みを取ってもらいます。

ペットが治る見込みのないがんで苦しんでいたら、安楽死を考えてもいいかもしれません。具合が悪くても自由でいたい子、なでられるのが好きな子、いろいろなので「その子の気持ち」に寄りそって、最期はできるだけ一緒にいてあげましょう。

がんに支配されず、
自分らしく人生をしまう

病気だけに支配されない。だって、人生は一度きりだから

小林麻央さんは、乳がんで人生を閉じる半年前、BBCにこう寄稿しました。

「人の死は、病気であるかにかかわらずいつ訪れるか分かりません。（中略）だから与えられた時間を、病気の色だけに支配されることはやめました。なりたい自分になる。人生をより色どり豊かなものにするために。だって、人生は一度きりだから」

がんになっても、がんに支配されず、一度きりの人生を自分らしく生きる。すばらしい心意気です。

無理もないことですが、がんと診断されると朝から晩まで「なんで私がこんな目に？」「どうせすぐ死ぬんだ」「これは再発のサインでは」「さがせばもっといい治療法があるはず」……。「がん」の二文字が頭の中をぐるぐる回り続けて、ウツウツとしたまま人生を終える患者さんが少なくありません。それは大変もったいない。

人はみな死というゴールに向かって進む、か弱き存在です。

そのゴールはずっと先だと思っていたら、いきなり目の前にあるかもしれない。逆に、進行がんで「余命は月単位」と宣告されたのに、治療をやめたら10年を超えて生きたという患者さんを、僕はたくさん知っています。

寿命のことなんて、おてんとさまにしかわかりません。だから命ある今が輝く。

がんは無理な治療をしなければ、最後まで比較的、頭がはっきりしている

がんという病気は、治療で体を痛めつけなければ、痛みはコントロールできます。最後まで比較的、頭もはっきりしているし、体もわりと動きます。対処を間違えなければ自分らしく人生をしまえる病気、そのための準備ができる病気です。

長く一緒に暮らしたパートナーと、ホスピスで挙式した人。医師に付き添ってもらう「パリへの最期の旅」の夢をかなえた出発当日、機内で逝った人。

ご主人に支えられて外来にみえて「私はもうすぐ死ぬの？　死にたくない。死ぬのはこわい」と泣きじゃくった、末期がんの患者さん。

さまざまな、その人らしい終末に立ち合ってきました。

僕自身は患者さんから「セカンドオピニオン外来、やめないでくださいね」と言われると「人助けができるのはなによりうれしいから、体が動く限り続けますよ」と答えています。だから自分が末期がんとわかっても、倒れるまで外来を続けたい。起き上がれなくなっても、口述で執筆を続けられたら最高だと思います。

山に迷いこんだ2歳児を発見した78歳のボランティア男性は「尊い命が助かってよかった。体が元気なうちは、まだまだ世の中のために働きたい」。また100歳になっても毎日、電車通勤を続けるサラリーマン氏は「人が動くと書いて働くと書く。体が動くうちは働くのが当たり前。動物は、死ぬ直前まで自力で食べ物を確保するのが本能ですから」と、それぞれに語っていました。

夢中になれる生きがいや仕事、一生の目標や、かなえたい夢があること。

自分のことは最後まで自分でやろうと努力し、心身脳をよく動かし続けること。

これは、がんであるかどうかにかかわらず、なによりの健康長寿術で、体も脳も長もちする秘訣、自分らしく人生をしまう秘訣だと思います。

もし僕が本物のがんだとわかったら

できる限り、今までと同じ生活を続けるために

僕は、死を予感する症状がない限り病院に行くことはないので、がんが見つかるのは末期段階でしょう。

たとえば、くたびれやすくだるい、食欲がない、胃に違和感、呼吸が苦しいなどの体調不良が続いて「食事がのどにつかえる」「便が白い、目が黄色い（肝臓の解毒力が落ちて黄疸が出ている）「腹水がたまる」などの症状が出たとき。急に血を吐いたとき。そこで検査して、食道と胃のつなぎ目を腫瘍が狭くしていたり、肝臓の8割近くや胆管を腫瘍が占めていたり、片肺がまっ白だったら、ほぼがんです。

そのままでは死ぬので、もしそのとき生きたくて打つ手があるなら、狭くなったところを広げるステント挿入術などで、まず食事、呼吸、排泄を確保します。痛みがある場合は、鎮痛剤やモルヒネ、放射線治療でやわらげます。

そしてできる限り、いままでと同じ生活を続けます。

本書のおさらいも兼ねて、がんについての僕の基本的な考えをまとめておきます。

がんと共生する、7つの心得

①がん細胞は自分の体の一部。ワルモノ扱いしないで、穏やかに共生しよう。

②どうせ死ぬなら、がんがいい。ただし治療しないで。緒形拳さんが死の前日まで仕事をして、臨終のまぎわにも話ができたように、がんを放置すると、最期までふつうに動けること、意識もしっかりしていることが多い。僕もそうでありたい。

③がんの成長はふつう、意外にゆっくりだ。検査で見つかる大きさになるまでに5年、10年、時には30年もかかっていて、「治るか治らないか」の運命は最初に決まっている。あせって切っても命は延びない。じっくり調べ、よく考えよう。

④がんで死ぬのは自然なこと。治療で死ぬのは不自然でつらい。治療したことで前より体が苦しくなり、それが一生続くなら本当の意味での治療ではない。手術で胃や食道などの臓器を失うと、ほぼ手術前より体がつらくなり、不便は一生続く。抗がん剤の副作用が一生続くことも、急死もよくある。手術も抗がん剤も失格だ。

⑤本物のがんの治療目標はたいていの場合、治すことではなく延命。でも、人の寿命は神様にしかわからないから、「この治療で寿命が延びる」という医者の言葉は口から出まかせ。なのに治療に賭けて、ボロボロになって早死にする人が多すぎる。

⑥だから、発想を転換しよう。QOL（生活の質）を保てる、よりラクに過ごせる道を行く。たとえば治療したくて手術か放射線を選べるなら、臓器を残せる放射線にする。体をできるだけ傷めないことは、延命の可能性につながるはずだ。

⑦もしも寝たきりになったら。そのときひとり暮らしでも在宅緩和ケア医や訪問看護・介護、親しい人などの手を借りて、自宅で人生をしまえたら幸せだ。

80代以上のかたを死後解剖すると、ほぼ全員からがんが見つかることを前に書きました。つまりがんは、シワやボケと同じ老化現象。そして、100歳を超えた人に一番多い死に方は「老衰死」です。がんに気づかないか、ほっといたまま穏やかに100歳を超えて亡くなっている。老衰死のほとんどは、がん死だと思います。

がんを見つけ出したり叩いたりせず、自然現象として受けいれることができたら、がんによる死はふつう、そうと気づかないほど、自然で、安らかです。

在宅緩和ケアのすすめ

自然に任せれば、むくみも、腸閉塞も、肺炎もおきない

患者さんに教わったんです。

がんと闘わないこと、治療がつらいと思ったら「やめる」ことを選び、自然に任せていれば、がんでも決して、のたうちまわって死ぬことはない。

むくみや、腸閉塞や、肺炎の苦しみもない。そして「こんなにもつとは」って、まわりが驚くほど、世間の常識より長く生きる人が多いということを。

これは在宅緩和ケア医、萬田緑平さんの、実感のこもった言葉です。緩和ケアはいま「末期がん患者の痛みを取る治療」にとどまらず、がんと診断されたときから必要に応じて、苦痛や不安を解消するために受けられるケアに変わりつつあります。

ただし現実には、「がんを治療しないで自然に任せたい」という患者さんを前向きに支えてくれる、萬田さんのような緩和ケア医はとても少ない。

病院の緩和ケア医には、「吐き気の出ない、こんな抗がん剤もありますよ」「体力

の回復を待ってぜひ手術を」などと、標準治療に誘導されがちです。

国立がん研究センターの「がん情報サービス」HPに、こんな手記がありました。

「胃がんの再々発を告知され、治療を受けないことにした。痛みが出たらフォローしてほしいと思っていたが、3年半お世話になった病院から、『治療をしない患者は診られない』と追い出された。痛みが出てから緩和的な治療を受け入れてくれる病院を探すのは、本当に大変だった。医師にとって『治療しない』選択は、受け入れ難いもののようだ。私は抗がん剤などの治療をしないで、鎮痛剤で痛みはコントロールできているので、自宅で自分の生活を楽しんでいる。医師の余命宣告は気にしないでいこうと思う」（北海道・49歳、女性。抜粋要約）

自宅で看取ってくれる、在宅緩和ケア医

これが日本の緩和ケアの現実です。だから、がんと診断されて「手術と抗がん剤治療はしない」「自然に任せる」と決めたら、医療とかかわらないで暮らすこと。

そして、痛みなどのつらい症状が出てきたら、在宅緩和ケア診療所をさがしまし

ょう。通院もできるし、動けなくなったら医師と看護師がそれぞれ定期的に自宅を訪れて、診療やケアをしてくれます。緊急時には365日24時間、いつでも往診や訪問看護に応じられる体制。薬剤師やヘルパーなどとも連携しています。

情報は『さいごまで自宅で診てくれるいいお医者さん』（週刊朝日ムック）などの書籍や、「在宅緩和ケア　地域名」でのウェブ検索、地域の「在宅介護支援センター」や福祉会館に問い合わせるなどして、できるだけ幅広く集めます。よさそうな診療所が見つかったら、「在宅看取り率」を調べます。この数字が高いほど、最期まで病院送りにならず、自宅で逝ける可能性が高くなります。いくつかの在宅緩和ケア診療所を回って、希望を聞いてもらえそうか確かめます。

在宅医療には続々と医者が参入中で、玉石混交です。大橋巨泉さんは近所の在宅緩和ケア医にモルヒネを誤投与されて死を早めたと、夫人が告白しています。その医師の専門はニキビ治療だそうです。

命をあずける診療所や医者は、くれぐれも慎重に見極めましょう。

リビングウィルを書いておこう

どうか、人生最後の望みをかなえてください

自分らしく人生をしまうために、リビングウィルを書いておきましょう。いつか意識を失ったままの状態になったとき、自分はどうしたいかを書いておく「生前に発効される遺書」。身内の同意も得て、毎年、更新していきます。

日本では倒れたら病院に運ばれ、高度な治療をほどこされます。脳出血なら脳を開き、血液のかたまりを取り除く。心筋梗塞なら心臓血管に細い管を入れて、ステントで広げる。呼吸困難なら人工呼吸器。食べられなければ点滴やチューブ栄養。おかげで命びろいしても、患者はかなりの確率で意識が戻らないままだったり、意識はあっても寝たきりに。あるいは、半身不随などの重い後遺症を抱えます。

僕自身は寝たきりもリハビリも、人工呼吸器や人工栄養もノーサンキューなので「延命治療はお断り」という内容のリビングウィルを身内に伝え、遺書と同じ場所に置いています。次ページに載せますので、よかったら参考にしてください。

リビングウィル

いっさい延命治療をしないでください。

あなたがこれを読んでいるということは、私は意識を失ったままでいるか、意識はあっても意思を伝えられない状態だと思います。

そのときに備えて、このリビングウィルを書いておきます。

どうか、人生最後の望みをかなえてください。

すでに病院に運ばれている場合も含めて、以下の指示に沿ってください。

・意識を失った場合、救急車を呼ばない
・往診してくれる医師は、呼んでもかまわない
・延命のための治療をいっさいしない
・心停止の場合、蘇生術を行わない

・人工呼吸器はつけない。あるいは取り外す
・開頭手術はしない
・人工透析はしない
・点滴はしない
・栄養補給のための濃厚点滴や胃ろうはしない
・自宅や施設での食事介助はしない
・水をほしがっているようなら氷をひとかけら、口に含ませてください

以上です。

年　　月　　日

自筆署名　　　　　　　　　　印

証人署名　　　　　　　　　　印

著者

近藤誠（こんどう・まこと）

1948年生まれ。73年、慶應義塾大学医学部卒業。76年、同医学部放射線科に入局。83年～2014年、同医学部講師。12年「乳房温存療法のパイオニアとして、抗がん剤の毒性、拡大手術の危険性など、がん治療における先駆的な意見を一般の人にもわかりやすく発表し、啓蒙を続けてきた功績」により「第60回菊池寛賞」を受賞。13年、東京・渋谷に「近藤誠がん研究所・セカンドオピニオン外来」(https://kondo-makoto.com/)を開設し、7年間で1万組の相談に応えている。著書に、ミリオンセラーとなった『医者に殺されない47の心得』（アスコム）、『患者よ、がんと闘うな』『がん放置療法のすすめ』（ともに文藝春秋）ほか多数。

近藤誠がん研究所
電話：03-3478-1823

がん治療に殺された人、放置して生きのびた人

2018年11月22日　初版第1刷発行
2022年8月31日　　第13刷発行

著　者　近藤誠
発行者　澤井聖一
発行所　株式会社エクスナレッジ
https://www.xknowledge.co.jp/
〒106-0032　東京都港区六本木7-2-26
問合先　編集 TEL.03-3403-6796　FAX.03-3403-0582
販売 TEL.03-3403-1321　FAX.03-3403-1829
info@xknowledge.co.jp